女性の悩みが消える老けない習慣

平野敦之

青春新書
PLAYBOOKS

はじめに

見た目はその人の印象を大きく左右します。

特に、女性はある程度の年齢を過ぎると、同じ年齢なのに、どことなく老け込んで見える人と、見るからにはつらつとして若々しい人の差が大きくなっていきます。しかも、はつらつとしている人は、見た目が若々しいだけでなく、いつも体調が良く、精神的にも朗らかで、女性特有の病気に悩まされていることも少ないようです。

これはいったい、どうしてなのでしょう。その理由は、「エストロゲン」と「プロゲステロン」という「2つの女性ホルモン」で、医学的に説明できます。

このふたつの女性ホルモンのバランスが整っている人は、いくつになっても肌のハリ・ツヤが失われず、必要以上に脂肪がからだにつくことがありません。

反対に、ふたつの女性ホルモンのバランスが乱れてくると、見た目の若々しさが失われてくるばかりか、集中力や記憶力の低下、体力の低下、うつ的気分やイライラ、片頭痛、胃腸系トラブル、骨粗しょう症、婦人科系や尿路系の疾患などが起きてくるようになります。また、ＰＭＳや更年期障害を引き起こしたり、心臓病や脳卒中、乳がんや子宮がんといった深刻な病気のきっかけにもなりかねないのです。

さらに、ふたつの女性ホルモンに次いで、女性の若さと健康に大きな影響を与えているのが、副腎で作られるホルモンの「ＤＨＥＡ」と、甲状腺で作られるいくつかの甲状腺ホルモンです。これらのホルモンが減少すると、冷え性や肌荒れ、薄毛、うつ、体重増加など、やはりさまざまな症状が女性のからだに表れてきます。

しかし、これらのホルモンの分泌量や、ふたつの女性ホルモンのバランスは、ちょっとしたことで大きく変動します。つまり、実際には、老ける・老けないは、本人の心がけ次第であるところが大きく、たとえ乱れはじめていたとしても、本人が意識し、日々の生活を少し変えるだけで、改善していくことが可能なのです。

私はもともと泌尿器科の医師でしたが、１９９７～8年にかけて米国ピッツバーグ大学メディカルセンターに留学し、アメリカと日本でホルモンに関する知識の差があまりにも大きいことを知って大変驚きました。

そして、2004年、当時勤務していた神奈川県の病院で日本初のアンチエイジングセンターを開設することになり、私はアンチエイジング医療の道を進むことになったのです。

以来、アメリカを中心に普及していた予防医療や、男性向け・女性向けのアンチエイジング医療について勉強を重ね、2015年に予防医療とアンチエイジング医療を柱としたクリニックを開きました。

そんな私の知識と経験のうち、日本の女性にぜひ知っていただきたい情報を一冊にまとめたのが、この本です。

ふたつの女性ホルモンのバランスを整えるという、女性ならではのアンチエイジング法を、さまざまな生活習慣を例に挙げてご紹介しています。

ホルモンについて知ることで、若々しい見た目を維持し、健康的で豊かな生活が送れるはずです。ぜひ本書を、若々しいからだと心を保つために、そして充実した生活を送るために、役立ててください。

また、各章の最後には、ホルモンが男性に及ぼす影響についてもコラムで解説しています。あなたのパートナーへの理解を深め、お互いにより豊かな人生を送るために、活用いただけたら幸いです。

女性の悩みが消える老けない習慣——もくじ

第１章

女性の人生は、２つの女性ホルモンが左右する！

第2章

「副腎」と「甲状腺」が、女性ホルモンのカギを握る

第3章

女性の悩みが消える食事の習慣

第4章

女性の悩みが消える生活習慣

第5章

やってはいけない女性の「老け習慣」

第6章

女性のアンチエイジングの最前線

知っておきたいパートナーのホルモン事情

本文デザイン　青木佐和子
編集協力　上原章江

第1章

女性の人生は、2つの女性ホルモンが左右する！

若さと健康のカギはホルモンが握っている

女性であれば誰しも、いくつになっても美しい肌、体型を保ち、肉体的にも精神的にも若々しくありたいと思われるのではないでしょうか。

医学的に考えれば、女性がもっとも輝くのは、やはり20代です。30代の後半にさしかかる頃から、少しずつ肌の衰えがはじまり、体型の維持も難しくなっていきます。精神的に以前ほど前向きでいられなくなることもあるでしょう。体力が落ちはじめ、病気になる率は上がりはじめます。

ところが実際には、40歳を過ぎても、50歳を過ぎても、驚くほど肌や髪がきれいで、精神的にも明るく、肉体的にも朗らかな女性が存在します。年とともに老けていってしまう人と、いつまでも若々しく見える人の違いは、いったいどこから生まれてくるのでしょうか。

その違いを生む大きな原因のひとつが、ホルモンです。

ホルモンとは、人間を25メートルプールにたとえると、たった1滴からティースプーン1杯の量を入れただけで、その人の見かけ、からだ、性格にまで影響を及ぼすといわれている、非常に強いパワーを持った生理活性物質です。

ホルモンを分泌する「内分泌器官」はからだのあちこちにあり、その種類は現在までに80以上が発見されています。ホルモンは互いに影響し合い、体内でさまざまな効果を発揮しているのです。

その中でも女性の若さと健康にもっとも影響を及ぼしているのが、「性ホルモン」に分類される、エストロゲン（卵胞ホルモン）とプロゲステロン（黄体ホルモン）です。

性ホルモンとは、ホルモンの中でも、性の違いに大きくかかわっているホルモンのことで、男性ホルモンと女性ホルモンがあります。男性も女性も両方のホルモンを持っていますが、男性ホルモンが多ければ男性らしく、女性ホルモンが多ければ女性らしくなります。

性ホルモンに限らず、体内のホルモン分泌量は、年齢を重ねると、誰しも下がっていく運命にあります。そして、そのバランスが乱れてくると、肌や髪質の衰え、脂肪の増加、筋力低下、骨粗しょう症、精神不安定、体力低下、性機能の低下、女性特有の病気の増加、さらには心疾患や脳卒中リスクの上昇など、さまざまな影響が起こりはじめます。

つまり、いくつになっても年齢より若々しく見える女性は、エストロゲンとプロゲステロンをはじめとしたホルモンの量とバランスが、常に良い状態で保たれているのです。

反対に、疲れが表情に表れ、元気がないためにどうしても老けて見えてしまう女性は、ホルモンの量に不具合が生じていることが多いといえます。

女性ホルモンを中心とした体内のホルモンのバランスを保つことこそが、あなたの若さと健康を大きく左右していると言っても決して過言ではないのです。

見た目やからだに絶大な影響を与える２つの女性ホルモンとは

みなさんは、「エストロゲン」や「プロゲステロン」というホルモンの名前は聞いたことがあると思います。でも、それらが体内でどんな働きをしているかは、案外ご存じないのではないでしょうか。

ここで、エストロゲンとプロゲステロンというふたつの女性ホルモンの基本的な働きについて、簡単に説明しておきましょう。

エストロゲンは、主に卵巣で作られていて、思春期に女性らしいからだの特徴を作り出したり、月経周期をコントロールする役割などを果たしています。一方、プロゲステロンは、受精卵が着床しやすいように働いたり、月経周期をコントロールする役割などを果たしています。

そのほかにも、このふたつのホルモンは、女性の健康と若さを守るさまざまな効果を持っています。一例を挙げると、エストロゲンには、胸を大きくする、膣の乾燥や粘膜の萎縮を予防する、ほてりや発汗をやわらげる、尿道のトラブルを改善するなどの効果が、プロゲステロンには、不安を鎮める、性欲を保つ、血管の質を良くする、脂肪の代謝を助ける、睡眠障害を改善する、血糖値を正常に保つのを助けるなど、たくさんの効果があります。

たとえば、エストロゲンの効果で膣の潤いが保たれれば健やかな性生活が送れますし、膀胱炎などの炎症にもかかりにくくなります。プロゲステロンの効果で血管の質が良くなり血流が促されれば、全身の細胞が元気になり、肌の色・ツヤも良くなるでしょう。脂肪を代謝する力が高ければ余分な脂肪がからだにつく可能性も低くなりますし、睡眠の質が高まったり不安が鎮まったりすれば精神状態が安定するはずです。

つまり女性ホルモンの効果で全身のさまざまな臓器の健康が保たれていれば、表情や顔色は輝いてきますし、気力も体力も、日々の活動量も、そう簡単に衰えることはありません。女性ホルモンとは、それほど強力な影響力を持ったものなのです。

もっとも大切なのは、エストロゲンとプロゲステロンのバランスにある

女性ホルモンといえば、エストロゲンを思い浮かべる方は多いでしょう。プロゲステロンは知らない方でも、エストロゲンという言葉を聞いたことがないという女性は、まずいないと思います。

そして、日本には「エストロゲンを増やす！」と銘打った記事や、サプリメント・健康食品などであふれています。そのせいか、「エストロゲンは多ければ多いほど若さが保てる」と信じて疑わない方が少なくありません。

しかし、結論からいうと、決してそんなことはありません。エストロゲンは非常に強力なホルモンですから、薬の副作用のように、からだに良い効果だけでなく、悪い影響を与えてしまうことも多いのです。

エストロゲンによって引き起こされる悪い影響は、実は意外にたくさんあります。一例を挙げてみましょう。

子宮内膜がんや乳がんのリスクを高める、甲状腺ホルモンの機能を妨害する、血管の質を落とす、血栓ができやすくなる、体脂肪を増加させる、塩分や水分を体内にため込む、血糖値のコントロールを弱める、自己免疫疾患の引き金になる、不安感を増す、頭痛を起こす、パニック発作の原因となる、などです。

さらに、エストロゲンには性欲を減退させる作用まであるのです。みなさんが抱いていたイメージとは、かなり違っていたのではないでしょうか。

そもそもエストロゲンは、正確にはエストロン、エストラジオール、エストリオールの3つの女性ホルモンの総称です。このうち、女性のからだに恩恵をもたらしてくれるのは、主にエストリオールです。エストロンとエストラジオールについては、体内で代謝されるときに発がん物質が作られる可能性が指摘されているのです。

では、いったい、エストロゲンは、どれくらい体内にあればよいのでしょうか。

残念ながら、その問いに、簡単に答えることはできません。なぜなら、女性の若さと健康にとってもっとも大事なことは、エストロゲンの量そのものではなく、エストロゲンともうひとつの女性ホルモンであるプロゲステロンが、適度なバランスを保っていることだからです。

実は、エストロゲンの悪影響は、エストロゲンがプロゲステロンより多い状態が続くと起こりやすくなります。これを「エストロゲン優勢状態」といいます。

そもそも若く健康な女性は、エストロゲンもプロゲステロンも十分に分泌されていて、しかも、互いにちょうど良いバランスを保っています。

しかし、どちらのホルモンも、加齢とともにどうしても量が減っていきます。このとき、両方が同じくらいの割合で減っていくぶんには、ふたつのホルモンのバランスは保たれているので、からだにそれほど大きな悪影響は出ません。

ところが、プロゲステロンがたくさん減ってしまい、それに比べてエストロゲンの減りが少ない場合は、エストロゲンの悪い影響がからだに表れやすくなります。

この、エストロゲン優勢状態こそが、女性にとって辛いさまざまな症状を引き起こし、心とからだを老けさせてしまう大きな要因なのです。

PMSも更年期もホルモンバランスの乱れが原因だった

女性を守ってくれるだけでなく、辛い症状を引き起こす原因にもなってしまうエストロゲン。エストロゲンが女性のからだにマイナスに働くこともあると聞いて、驚かれた方も多いのではないでしょうか。

エストロゲンの悪影響がからだに出る、もっとも身近な問題が、PMSでしょう。

PMSとは、Premenstrual Syndromeの略で、日本語では月経前症候群といいます。排卵が終わり生理が近づいてくると、イライラする、甘いものが食べたくなる、胸が張って痛くなる、頭痛がする、便秘になる、肌が荒れる、眠気がするといった不快な症状が表れます。おそらく、ほとんどの女性が多かれ少なかれ経験したことがあるでしょう。

ＰＭＳが起きれば、普段はつらつとしている女性であっても、機嫌が悪くなったり、仕事がうまく進まなくなったり、家族とケンカになったりすることが増えてしまいます。自己嫌悪に陥って、余計に気落ちしてしまう方もいらっしゃいます。

ＰＭＳの原因は完全には解明されてはいませんが、エストロゲン優勢状態によって引き起こされるという説が濃厚です。そのメカニズムを簡単に説明しておきましょう。

生理がはじまってから排卵までの約2週間は、エストロゲンのほうがやや高い状態で、エストロゲン、プロゲステロンともに低いバランスで保たれています。

生理開始から2週間くらいが経ち、排卵の時期が近づくと、エストロゲンが急上昇し、一瞬エストロゲン優勢状態になるため、少し調子が悪くなることがあります。

しかし、排卵が起こると、プロゲステロンが上がってきて、エストロゲンを追い抜き、それから約2週間は基本的に「プロゲステロン優勢状態」になります。この時期は、エストロゲンもプロゲステロンも高い値で安定しているため、体調も良好です。

しかし、生理前になると、今度はエストロゲンもプロゲステロンも急激に下がってくるため不調を感じる人が増えます。そしてこのとき、プロゲステロンの減少が早く、また顕著な人に、ＰＭＳが強く起こるのです。実際、プロゲステロンが常にしっかり出ている方にはＰＭＳが少ないことがわかっています。

さらに、閉経の前後５年に起きるといわれている更年期障害にも、ふたつのホルモンの減少と、エストロゲン優勢状態が深く関係していると考えられています。誰しも年を重ねると、エストロゲンとプロゲステロンの量は徐々に低下していきますが、普通はプロゲステロンが先に落ちていくからです。

そもそもプロゲステロンの大部分は、排卵された卵胞が子宮内で黄体に変化したあと、そこで作られています。つまり、排卵が起こらなくなってくると、プロゲステロンは激減し、閉経が近づくにつれてほぼゼロに近くなっていくのです。

しかし、エストロゲンのほうは、量が減ってもゼロになることはほとんどなく、ある程度は体内で作られ続けます。そのため、閉経の時期が近づいてくると、「エストロゲン優勢」の状態が数年間続くことになり、精神不安、頭痛、肩こり、胃腸障害といった、更年期の不快な諸症状が引き起こされてしまうのです。

生理があっても排卵していない!?
プレ更年期に注意

多くの女性が若さの衰えを感じはじめるのは、30代後半からのようです。みなさん、漠然と、「そんなものかな……」ととらえていらっしゃるようですが、からだの中で大きな変化が起きていることをご存じでしょうか。

実は、その頃から、排卵が行われていない「無排卵月経」がはじまっています。本来であれば、生理ごとに、毎回卵巣から排卵が行われるのですが、卵巣機能の低下がはじまり、排卵がないままに生理を迎えるということが、起こってくるのです。

30代後半以降も生理は続くため、毎回排卵が起きていると思われている方は少なくありません。しかし、実際には、無排卵月経の頻度は年を追うごとに増え、やがて、完全に排卵がなくなって、閉経に至るのです。

近年、よく聞かれるようになった「プレ更年期」というのは、ちょうど無排卵月経がはじまる30代後半から40代前半までの時期に起こります。症状は人それぞれですが、イライラする、よく眠れない、頭痛がする、肌が荒れる、性欲が落ちるなど、更年期に似た不快な症状が表れます。

そして、このプレ更年期の症状も、ホルモン量の低下と、エストロゲン優勢が大きく関係していると考えられるのです。

実際、無排卵月経がはじまる30代後半頃から、プレ更年期が起きたり、PMSがひどくなったりする人や、あるいは、子宮筋腫や子宮内膜症、卵巣嚢腫《のうしゅ》など、婦人科の病気にかかる人が増えてきます。

病気はもちろん、精神的に落ち着かなかったり、肌荒れなどがあっては、毎日を若々しく過ごすことはどうしても難しくなってしまうでしょう。

ですから、プレ更年期のような症状が表れはじめたら、できるだけプロゲステロンの減少を抑え、余計にエストロゲンが増えないように、食事や習慣を整えていくことが、若さと健康を保つために欠かせないのです。

また最近では、卵巣年齢を予測するホルモンとして、ＡＭＨ（抗ミュラー管ホルモン）が測定できるようになっています。血液中のＡＭＨは発育課程にある卵胞から分泌されるホルモンで、卵巣内にどれくらいの卵の数が残っているかを反映していると考えられています。妊娠を希望している方で、自分の卵巣年齢が気になる方は、妊活をする前に一度測っておくとよいかもしれません。

肌のハリやツヤにも即影響。内側からキレイを作るホルモンの働き

その人の若々しさを大きく左右する要素といえば、やはり〝見た目〟ではないでしょうか。ハリとツヤのある健康的な肌をしている人は、実際の年齢よりもぐっと若く見えるものです。そんな肌のハリに大きく関係しているホルモンが、実は女性ホルモンのプロゲステロンと、男性ホルモンのテストステロンです。

私のクリニックにも、「最近、急に肌が乾燥して、衰えてきたのですが……」と悩まれて受診される方がいらっしゃいます。そういう方のホルモン量を調べてみると、プロゲステロンの値が低いことがよくあるのです。

アメリカでは、中高年の女性が肌のためにプロゲステロンやテストステロンを補充するホルモン治療が広く行われています。私自身も以前手術をしていたときに感じた

のですが、ホルモンを補充している人は、メスを入れたときに皮膚のハリが全然違うのです。他の外科医の先生からも同じ経験をした話を聞きます。

「年齢とともに胸が小さくなった」という話を聞きますが、これもおそらく、プロゲステロンの低下に伴って、徐々に肌のハリが失われていった結果だと思われます。

ですから、肌のたるみやシワを気にして美容整形を行う方がいらっしゃいますが、本当はホルモンを増やすことから考えたほうが、より自然な効果が得られるでしょう。

そしてもうひとつ、その人の印象を大きく左右するのが、体型です。

若い頃はスリムだった方でも、40代に入ると太りやすくなってきます。人間は年齢とともに筋肉量が減り、ただでさえ代謝が落ちてくるものですが、エストロゲン優勢状態になると、その影響によってさらに脂肪をため込みやすいからだになってしまうのです。エストロゲンには水分を蓄える効果もあるため、むくみやすくもなります。

プロゲステロンには、脂肪を燃焼させやすくする効果と、自然な利尿作用があるのですが、エストロゲン優勢状態では、その効果がじゅうぶんに発揮されません。年齢で太りやすくなる陰には、実は、こんな理由も隠れているのです。

優しい女性も、いきいき女性も、ホルモンバランスに秘密がある

「あの人、いつまでも若々しくて素敵だね」と言われる人とそうでない人の違いは、なにも見た目だけではないでしょう。気分の変化が激しい人、まわりに当たり散らす人、協調性に欠ける人などからは、どこか疲れた印象を受けます。何事にもやる気のない人、家に引きこもりがちの人も、やはり老けて見えがちです。

しかし、もともとはそうでもなかったのに、40代の中頃から、イライラしたり、何をするにもおっくうになってきたという方は、ホルモンバランスの変化が原因で、精神状態が不安定になっているのかもしれません。

もともとエストロゲンには、うつ的な気分や不安感を引き起こす作用があるため、エストロゲン優勢になってしまうと、女性はどうしても情緒不安定になります。中に

は、エストロゲン優勢状態が引き金になって、パニック発作を引き起こしてしまう人もいるのです。

その点、プロゲステロンには、自然な抗うつ剤の作用があるため、40代後半になってもプロゲステロンの量がある程度保たれている人は、基本的に精神状態も安定しています。こういう方は、からだの調子も良いはずなので、日々の生活にも前向きに取り組めるものなのです。

また、近年、精神の安定に関与しているホルモンとして注目を集めているのが、オキシトシンです。

オキシトシンは、脳下垂体で作られるホルモンで、「愛情のホルモン」という別名があります。女性が出産と授乳の際に欠かせないホルモンであり、女性が陣痛の激しい痛みに耐えることができるのも、生まれてすぐの赤ちゃんにつきっきりで世話ができるのも、このホルモンが分泌されているからだと考えられています。

そんなオキシトシンの効果は、親子だけではなく、夫婦や恋人、友人などとの人間関係においても発揮されるため、オキシトシンがしっかり分泌している女性は、まわりの人々と安定した関係を築きやすくなります。

その上オキシトシンには、精神を落ち着かせ、幸せを感じさせる力もあるため、これが脳内に十分にあれば、うつ的になったり、イライラすることも減少するのです。

オキシトシンは、愛する人の世話をしたり、愛する人に世話をされることや、お互いのスキンシップなどで分泌量が増えることが知られていますが、実は女性の場合、その分泌はエストロゲンによって促されることがわかっています。

つまり、エストロゲンが適度にあり、かつ、エストロゲン優勢状態に陥っていなければ、オキシトシンもしっかり分泌され、気持ちが落ち着き、まわりの人にも優しくなれるというわけです。

精神が落ち着き、前向きな気持ちになれば、目の輝きや表情、身のこなしなども変わってきます。結果的に、見た目の印象にも影響を与え、その人の若々しさはずいぶん変わってくるはずです。

やる気が出ない、性欲が落ちた…そんなあなたは要注意

実際のところ、女性ホルモンはいつ頃から低下し、それにどうやって気づくものなのでしょうか。基本的に、女性ホルモンは30代後半から減りはじめますが、その頃から明らかな問題を感じている方は少なく、私のクリニックでも、ホルモンの減少を疑って受診される方は、40代後半から増えはじめます。閉経に向けて生理周期が乱れてくるので、「これは更年期障害かもしれない」と、ご自分で気づかれるようです。

みなさんが訴えられる症状でもっとも多いのが、「気力が出ない」「疲れやすい」「よく眠れない」「不安感がある」「イライラする」といったうつ的なものです。更年期といえば、「のぼせ」や「ホットフラッシュ」が有名ですが、そうした症状を最初に訴えられる方はあまりいません。そのため、精神科や心療内科を受診してしばらく

治療をしてみたけれどどうも良くならなかった、とおっしゃる方が多いのです。

うつなどの精神症状の要因としては、女性ホルモンの減少だけでなく、副腎の疲労や甲状腺ホルモンが低下している可能性などがありますが、当院にいらした方のホルモン値を調べてみると、プロゲステロンが足りない方が7～8割にのぼります。中には、エストロゲンもプロゲステロンもともに低過ぎるという方もいらっしゃいます。

ですから、40代の方で、「最近、どうもやる気が出ない」「気持ちが落ち着かない」と感じる方は、女性ホルモンが低下している可能性は大きいと思います。

また、40歳前半で「性欲が落ちはじめた」と感じる方も同様です。

女性の性機能障害は、日本では大きく扱われることはまだ少ないですが、アメリカでは一般の女性の間でも非常に関心が高く、積極的に改善・治療が進められています。

プロゲステロンが不足すると性欲は落ちますし、エストロゲンが不足すると、膣の潤いがなくなり、セックス時に痛みなどが出るため、さらに性欲がなくなるという悪循環に陥ってしまいます。パートナーと良好な関係を保ち、生き生きとした生活を送るためにも、ご自身の性欲に関心を払ってみてください。

片頭痛も不眠も胃腸系トラブルも、エストロゲンに原因が

エストロゲン優勢によって引き起こされる症状は多岐にわたりますが、一見、婦人科とはまるで関係がなさそうなものも少なくありません。

そのひとつが、片頭痛です。ご存じのように頭の片側で起こる頭痛で、その原因はまだ完全には解明されていません。何らかの原因により脳の中の血管が異常に拡張することで痛みが出るもので、そうした現象が疑われる場合は頭全体が痛くても「片頭痛」に分類されることがあります。程度は人によってさまざまで、少し頭が重い程度の方もいれば、耐えがたいほどの痛みを感じる方や、吐き気を感じる方もいます。

エストロゲンには血管を拡張させる作用があるため、女性の片頭痛はエストロゲンによって引き起こされているケースが少なくありません。プロゲステロンには血管の

緊張を和らげて拡張を抑える作用があるので、エストロゲン優勢状態が解消されれば、片頭痛も解消されます。

便秘、下痢、胃痛、吐き気といった胃腸系トラブルが習慣的に起きる場合も、女性ホルモンの乱れが疑われます。よく、生理前になると便秘をする、生理中に下痢をする方がいますが、それは、女性ホルモンのバランスが胃腸の働きに影響を与えているからです。ストレスや腸内細菌など、ほかの要因も複雑に関係していますが、プロゲステロンにはこうした胃腸系のトラブルを改善する効果があるので、エストロゲン優勢状態が解消すると症状が消えることがあるのです。

また、よく眠れない、眠りが浅いといった睡眠障害も、女性ホルモンの乱れと関係があります。実際、生活習慣の改善や治療によってプロゲステロン値が上がってきた方からは、「よく眠れるようになった」という声が多く聞かれます。

片頭痛も胃腸系トラブルも睡眠障害も、ホルモン以外の要因がからんでいることはあります。でも、40代、50代の女性の場合、女性ホルモンのバランスが整うと、こうした症状が改善される方は、決して少なくないのです。

エストロゲン優位の状態が、女性特有の病気を招いてしまう…

若い頃は、誰しも病気とはあまり縁がないものです。しかし、40歳を過ぎると、男性も女性も、病院を訪れる人が急に増えはじめます。特に女性の場合、それまであまり経験がなかった婦人科系の病気になることが増えてくるため、悩んでいる方は少なくありません。

こうした現象も、女性ホルモンの変化と大いに関係があります。

まず、無排卵月経がはじまる30代後半になると、卵巣嚢腫になる方が増えます。無症状の方から出血や痛みを伴う方までさまざまですが、その原因は、ホルモンの乱れにより排卵がうまくいかなくなった結果として起こると考えられています。

また、膣炎も増えはじめます。エストロゲンには、膣の渇きや粘膜の萎縮を予防する働きがあるので、これが減ってくると、潤いがなくなり、細菌などに対する抵抗力が落ちるのです。その結果、膣が委縮したり、膣炎にかかりやすくなります。

そして、女性ホルモンが全体に低下した上に、エストロゲン優勢状態になると、カンジタ症になりやすくなります。カンジタ菌は健康なときも人の皮膚や粘膜にある菌で、本来は有害なものではありません。しかし、抵抗力が落ちるなどの原因でカンジタ菌が異常に増殖してしまうと、かゆみなどの症状を引き起こします。カンジタ菌の栄養分はブドウ糖なのですが、エストロゲン優勢状態だと粘膜にブドウ糖が増えるため、カンジタ菌が増えやすくなってしまうのです。

子宮内膜の細胞が、本来あるべきでない生殖器や骨盤の中、大腸、膀胱などで増殖してしまう子宮内膜症も、エストロゲン優勢状態が解消すると改善されることがあります。子宮内膜症の原因はわかっていませんが、エストロゲンには子宮内膜細胞を刺激して増殖させる働きがあるからです。

さらに、近年、増加傾向にある子宮頸部異形成や子宮がんも、実はエストロゲンによって引き起こされる可能性が高いと考えられるようになってきました。

子宮頸部異形成とは、子宮がん検査によって、「がんの前段階」と判断された状態のことです。一般的な原因は、パピロマウイルスの感染です。何らかの刺激によって子宮頸管が傷つき、それが一因でウイルスに感染して炎症を起こしてしまうのです。そして、そのときできた細胞が時間をかけてがんへと進展していくことがあるわけです。しかし、軽度の子宮頸部異形成の場合、自然治癒することも多いので、経過観察を行っていれば、それほど心配することはありません。

ただ、何度も述べてきたように、エストロゲンには細胞の増殖を推進する働きがあるので、子宮頸部異形成も、子宮がんも、エストロゲン優勢状態が長く続くとリスクが上がると考えて間違いないでしょう。

なお、もっともポピュラーな婦人科系の病気である子宮筋腫も、エストロゲン優勢と深い関係にあります。子宮筋腫は子宮にできる良性腫瘍で、原因はよくわかっていませんが、エストロゲンが筋腫の成長を促すことがわかっています。実際、閉経が近づいてエストロゲンが低下してくると、筋腫も小さくなっていくのですが、その際、プロゲステロンが十分にあると、よりその後の経過が良いことが報告されています。

30代後半からはじまる人も…
近年、更年期障害が若年化している理由

女性が一生のうちに、必ず通ることになる更年期。閉経の前後5年の約10年間を指し、この時期に、生理不順をはじめ、イライラや不安感、ほてりやのぼせ、冷え、肩こり、膣の乾燥、頭痛、胃腸系トラブルなど、不快な諸症状が起こることを、更年期障害といいます。

実は、最近、その発生時期が早まってきているという事実をご存じでしょうか。閉経の平均年齢は51～52歳です。その前後5年ですから、普通で考えれば45～55歳くらいが更年期ということになるでしょう。ところが最近は、早い人では30代後半からはじまっているのです。当院でも、40代前半で更年期を疑って来院する方が増える傾向にあります。

更年期障害の若年化の理由は、はっきりとはわかっていませんが、近年問題となっている環境ホルモンの影響は大きいと思われます。

環境ホルモンとは、内分泌かく乱物質ともいい、体内であたかもホルモンのような働きをしてしまう化学物質のことで、もともとは自然界に存在していないものです。たとえば大気汚染物質のＰＭ２・５やダイオキシン、農薬、さらに、着色料や保存料といった食品添加物など、私たちのまわりにあるさまざまな商品に含まれています。

水道水には消毒のために次亜塩素酸ナトリウムが入っていますし、シャンプーやリンス、化粧品、洗剤、柔軟剤、制汗スプレー、消臭スプレー、柔軟剤、殺虫剤などなど、化学物質が添加されているもののすべてに環境ホルモンが含まれています。

しかも、驚くのは、ここからです。

環境ホルモンにはエストロゲンに似た働きを持つものが実に多いのです。

そのため、体内に入った環境ホルモンは、エストロゲンと同じように働いてしまうため、結果的にエストロゲン優勢状態が起きやすくなります。更年期障害の若年化だけでなく、ＰＭＳが増えていることも、おそらく環境ホルモンが関係していると考えて間違いなさそうです。

つまり、現代の日本で暮らしている限り、環境ホルモンの影響で、誰しも、どうしてもエストロゲン優勢になりやすいのです。

環境ホルモンの影響は長年の蓄積によるので、それほど神経質になることはないのですが、とはいえ、エストロゲン優勢になりやすい環境で生きている、ということだけは知っておいたほうがよいと思います。

なお、人は、体内で増え過ぎたエストロゲン、及びエストロゲンに似た働きをする環境ホルモンを、肝臓で代謝し、体外へ排出するようにできています。しかし、その量が多過ぎたり、肝臓が弱っていたり、代謝に必要な酵素や栄養が足りなければ、体内にどんどんエストロゲンが増えていくことになります。

ですから、女性が40代後半になってもいつまでも若々しく健康であるためには、エストロゲンを増やすというよりも、むしろ、環境ホルモンを含めてエストロゲンが増え過ぎないようにする、増え過ぎてしまったエストロゲンの代謝を促す、このふたつを心がけることがとても重要なのです。

骨粗しょう症はカルシウム不足より、ホルモンの影響が大

いつも背筋がピンと伸びた美しい姿勢でいる人や、足腰が強く身のこなしがしっかりしている人は、それだけで若々しく見えるものです。そのためには、骨が強いことは欠かせません。しかし、女性の場合、50歳を過ぎた頃から、骨粗しょう症になる人が急に増えます。多くの人が、カルシウム不足が原因と思われているようですが、実は女性ホルモンの減少こそが、その大きな要因のひとつなのです。

骨は、骨芽細胞と破骨細胞というふたつの細胞がバランスよく働くことで作られています。簡単にいえば、破骨細胞が古くなった骨を壊し、骨芽細胞が新しい骨を作る。そのバランスで成り立っています。そのため、破骨細胞の働きばかりが強くなると、いくら骨芽細胞が骨を作っても、骨はどんどんスカスカになってしまいます。

ここで登場するのが、エストロゲンです。エストロゲンには破骨細胞を自然に死なせてしまう働きがあるので、エストロゲンが十分にある場合は、骨が衰えていくのを抑えられます。

そして、骨芽細胞を増やす働きを持っているのが、プロゲステロンです。

つまり、女性は、エストロゲンとプロゲステロンがバランスよくいい状態で保たれているうちは、骨の健康は守られているのですが、これらが減ってくると、急激に骨が弱くなっていく宿命にあるのです。

また、更年期に差しかかると歯が悪い女性が増えてきますが、これも、骨の健康状態の悪化と関係しています。歯は歯槽骨という骨によって支えられていますから、骨がぼろぼろになれば、当然、歯が抜けやすくなってしまうでしょう。

骨粗しょう症というと、カルシウム不足ばかりを気にする方が多いのですが、カルシウムを吸収して骨を強くするためには、ケイ素やマグネシウムといったミネラルや、ビタミンDやビタミンKをとること、そして、女性ホルモンの低下を防ぐことが、女性の場合は欠かせないのです。

血管系の深刻な病気にも影響を及ぼす！

女性の中には、「年をとって女性ホルモンが低下して、多少見かけが老けたり、体力が落ちたりしても、まあ、仕方がない」と、あまり気にしない方もいらっしゃるかもしれません。しかし、脅かすわけではないのですが、女性ホルモンの低下が、生命に危機を及ぼす心筋梗塞や脳卒中などの一因になるということは、ぜひとも知っておいていただきたいと思います。

心筋梗塞や脳卒中などは、一般に男性の方が多いと思われています。しかし実際は、閉経後の女性に限ると、発生頻度に大きな差はなくなるのです。この事実からも、女性ホルモンがいかに女性の健康に大きな役割を果たしているか、おわかりいただけるでしょう。

ここでも特に注目すべきは、プロゲステロンの作用です。血管の質を良くする、血栓ができにくくする、血液の流れを良くするといった働きがあり、血管から全身の健康を守ってくれています。

これに対してエストロゲンには、血管の質を落としたり、血栓をできやすくする作用があります。ですから、プロゲステロンが減り、エストロゲン優勢状態が続くと、心筋梗塞や脳卒中のリスクがぐんと上がってしまうのです。

実は、エストロゲンには血液中のコレステロール値を下げる作用があり、かつて、エストロゲンを補充すると心臓病や脳卒中が減ると考えられていました。しかし、その後の研究でエストロゲンを補充すると、反対に血栓症が増えるということがわかってきたため、世界的に、エストロゲンの補充は慎重に行われるようになってきました。

日本でも、平成25年、低用量ピルが原因と考えられる静脈血栓症による死亡例が3例報告され、投与に関して注意喚起がなされています。一般に「ピル」と呼ばれている薬剤は、合成エストロゲンなどを含む人工のホルモン剤です。血管への悪影響が強く疑われているので、安全のため、使わないにこしたことはありません。

妊娠経験のない人は、より注意が必要

近年は、生涯、妊娠・出産を経験しない女性も決して少なくありません。よく、「出産していない女性は、している女性に比べて、婦人科系のがんなど、病気になりやすい」といわれていますが、それは、なぜなのでしょう。

理由はやはり、「エストロゲン優勢状態」にあります。

プロゲステロンは、妊娠と出産において非常に重要な役割を果たすホルモンであり、子宮内膜を維持する働きをしています。毎月、排卵があっても妊娠しない場合、一度上がっていたプロゲステロンの分泌が急激に下がることで、子宮内膜が体外に排出されます。これが生理です。

ですから、卵子が受精し、着床すると、子宮内膜が排出されないように、プロゲステロンはその後も分泌され続けることになります。

さらに、胎盤ができると、そこでプロゲステロンが作られ、以降は出産日に向けて、その生産量は桁違いに増えていきます。そして出産後、プロゲステロンの量は急激に下がり、元の分泌量に戻るのです。

つまり、妊娠している間は、プロゲステロンが高い値が続くので、妊娠・出産の回数が多いほど、一生のうち、体内のプロゲステロン高値の期間が長くなります。反対に、妊娠・出産の経験がなければ、エストロゲン優勢状態にさらされている時間は長くなってしまいます。

エストロゲンには細胞の増殖を促す力があり、プロゲステロンにはそれを抑える力があります。ですから、エストロゲン優勢状態である時間が長ければ長いほど、どうしても乳がんや子宮がんのリスクは上がってしまうのです。

実際に、出産している人に乳がん・子宮がんが少ないのは、そのためです。ただし、妊娠経験がなくてもがんにならない人は大勢います。あまり神経質になる必要はありませんが、がん検診などはしっかり受けておくと安心だと思います。

日本のホルモン治療の常識は、世界の非常識だった！

40歳を過ぎて「なんだか、気分が冴えない」「体調が優れない」と感じた女性が婦人科などの病院を受診すると、更年期障害の諸症状を緩和するために、ホルモン治療を勧められることが少なくありません。実際に行っている方も、いらっしゃると思います。

ホルモン治療とは、ひとことで言うと、必要なホルモンを体外から補充する治療です。正しく行えば非常に有効な治療なのですが、一般に行われているホルモン治療の中には、症状が改善しないばかりか、むしろ悪くなってしまうものがあるのです。

ホルモン治療の詳細については、第6章で述べますが、ここで、日本における女性を対象としたホルモン治療の大きな問題を、先にお伝えしておきたいと思います。

「エストロゲン神話」という言葉をお聞きになったことはあるでしょうか。「女性の若さと健康はエストロゲンによって守られている」という考え方で、もともとは、アメリカなどでもそう考えられていました。

そのため、更年期障害の女性などにエストロゲンを補充する治療が行われるようになったのですが、実際には良くなる人が少なく、むしろ、子宮筋腫や子宮内膜症が進んでしまうという現象が見られるようになりました。

その後研究が進むと、エストロゲンの悪い作用や、エストロゲン優勢状態の危険性などが次々明らかになり、更年期障害の治療には、まずプロゲステロンを補充し、それでも、のぼせなど自律神経系の症状が改善しない場合にだけ、少量のエストロゲンを短期間だけ使用したほうが、効果的でかつ安全だということがわかってきたのです。

このため、現在、アメリカでは、女性の若さと健康のためのホルモン治療といえば、プロゲステロンの補充が常識となっています。

ところが日本では未だに「エストロゲン神話」が根強く、更年期障害などに悩む患者さんに対して、エストロゲンが補充されてしまうことが少なくないのです。普通、中高年女性の多くはエストロゲン優勢状態に陥っていますから、そこにエストロゲンを補充すれば、余計に体調が悪くなってしまうのも当然です。しかも、エストロゲン補充を長期間行えば、乳がん・子宮がんや、心臓病、脳卒中などのリスクさえ上がってしまいます。

すでにアメリカでは、一般の女性の間にも「プロゲステロン補充」という概念が広まっています。プロゲステロンを手軽に補充できるクリームが市販されており、誰でも簡単に入手できるようになっています。

エストロゲンのクリームも市販されていますが、エストロゲンの補充がリスクが高いことも知られているため、こちらは病院を受診して、必要に応じて医師に処方してもらっている方が多いようです。

しかも、日本のホルモン治療の問題点はそれだけではありません。更年期障害などに保険適用で使用できるプロゲステロンは、天然のプロゲステロンではなく、副作用が多い人工のプロゲステロン（プロゲスチン）のみになっているのです。天然のプロゲステロンもあるのですが、流産や不妊治療に使用される注射や膣剤のみになります。

また、医師が利用している薬の本の分類においても、このプロゲスチンがいかにもプロゲステロンと同等に書かれているものもあるので、医師も知らずに使用しているケースが多いかもしれません。もしもホルモン治療を行うなら、天然プロゲステロンの補充を行っている医師を探されることを、強くお勧めします。

放っておくと大変なことに…。男の更年期にも気づいてあげて

男性更年期については、近年、「加齢男性性腺機能低下（Late Onset Hypogonadism＝LOH）症候群」として、少しずつ知られるようになってきました。男性も女性と同じように、加齢にともない男性ホルモン（テストステロン）の低下が起こり、女性の更年期によく似た症状が表れます。

女性の更年期障害の場合は、一般に広く知られているため家族やパートナーからも理解してもらいやすいのですが、男性の場合、「年のせいだから」「家事をしたくないので、なまけている」などと思われがちです。でも、周囲から放っておかれるうちに症状が悪化し、場合によってはうつ病へ進行、中には自殺などに至る不幸なケースもあるので、本当は、くれぐれも注意が必要なのです。

男性も、40歳くらいから、男性ホルモンの低下にともない、精神・神経症状（意

欲の喪失、イライラ感、うつ症状など）、身体症状（筋力低下、疲労感、睡眠障害、急な発汗など）、性機能の低下（性欲低下、勃起力の減退）などさまざまな症状が出てきます。排尿症状（頻尿、尿が出にくい）、骨密度低下（骨粗しょう症）、内臓脂肪の増加（メタボリック・シンドローム）も加わってきます。

男性ホルモンの低下からメタボリック・シンドロームになると、内臓まわりの脂肪が増加することにより、インスリン抵抗性（からだがインスリンに反応しにくい糖尿病の前段階）、高血圧、脂質異常症（中性脂肪の上昇やコレステロールのバランス異常）を生じ、動脈硬化が進みやすい状態で、放置しておくと、将来心血管障害（狭心症や心筋梗塞）や脳血管障害（いわゆる脳卒中）の発症率が高くなることが報告されています。つまり、内臓脂肪の増加↓生活習慣病↓臓器障害、認知症、寝たきりと進展していく可能性があるので、早期に対応することが非常に重要なのです。

ですから、あなたの大切なパートナーが最近どうも元気がないなと感じたら、男性更年期に対応している専門のクリニックや病院の受診を、ぜひ勧めてあげてください。

第2章

「副腎」と「甲状腺」が、女性ホルモンのカギを握る

女性ホルモンと密接にかかわる「副腎」と「甲状腺」とは

女性の若さと健康を守るためには、エストロゲンとプロゲステロンというふたつの女性ホルモンのバランスがもっとも大切なことは、第1章でご説明しました。でも、その点だけに気をつけていればいつまでも元気でいられるかというと、そういうわけにはいきません。

実は、女性の若々しさのカギを握っている大切な内分泌器官がふたつあります。それが、副腎と甲状腺です。

副腎は、腎臓の上にちょこんとのっている3グラム程度しかない臓器で、腎臓と同様、左右にひとつずつあります。非常に小さな臓器ですが、私たちが生きていくために必要な約80のホルモンのうち、約50を作っている大変重要な内分泌器官です。

内分泌器官には、ほかにも、甲状腺ホルモンを分泌する甲状腺、性ホルモンを分泌する卵巣や精巣、インスリンを分泌する膵臓、成長ホルモンなどを分泌する脳の下垂体、睡眠にかかわるホルモンのメラトニンを分泌する脳の松果体などがありますが、副腎が悪くなると、これらのホルモン分泌が総崩れになる可能性があるのです。

また、〝長寿ホルモン〟とも〝若返りのホルモン〟とも呼ばれる、DHEA(デヒドロエピアンドロステロン)を分泌しているのも、副腎です。

DHEAはエストロゲンやテストステロン(男性ホルモン)などの性ホルモンの原料になる上に、たんぱく質の合成に働き、免疫システムを高め、ストレスに対抗しやすいからだを作る、驚くべきパワーを持っています。男性ホルモンの一種ですが、いつまでも若々しい健康な人を検査してみると、男女問わず、DHEAがしっかり分泌されていることが確認できます。

甲状腺も、「甲状腺ホルモン」を作っている、内分泌器官です。こちらは、のどのやや下のほうについている臓器で、幅が2~3センチ、長さが4~5センチほどの大きさです。甲状腺ホルモンにもいくつかの種類がありますが、その代表がサイロキシン（T４）と、トリヨードサイロニン（T３）です。甲状腺が作っているのは主にT４で、これが肝臓などでT３に作り替えられ、体内で力を発揮するようになります。

甲状腺ホルモンの主な作用は、代謝です。食事からとった脂肪やコレステロール、糖などを体内でエネルギーに変えるときに働きます。そのため、甲状腺機能が低下してホルモンの分泌が悪くなると、非常に疲れやすくなり、からだが冷えます。免疫力が落ちて風邪をひきやすくなりますし、精神神経系統にもかかわっているため、記憶力にも支障が出てしまいます。

副腎のホルモンも甲状腺のホルモンも、女性ホルモンと常に連携をとって働いています。そのため、副腎が疲れても、甲状腺が疲れても、女性ホルモンのバランスが乱れ、さまざまな悪影響が表れます。あるいは、女性ホルモンのバランスが整っていても、副腎や甲状腺に問題がある限り、肌が荒れたり、うつ的になったり、疲れやすくなったりするため、とても元気ではいられなくなってしまうでしょう。

いずれにせよ、副腎と甲状腺を健やかに保つことは、女性が若さと健康のために絶対に欠かせないポイントなのです。

最近話題の〝副腎疲労〟——なにがどうなってしまうのか

みなさんは、「更年期障害」に比べると、「副腎疲労」という言葉には、まだ馴染みがないかもしれません。副腎疲労とは、文字通り、副腎が疲れている、という意味で、最近、マスコミなどで取り上げられ、健康に敏感な人々の間で話題になっています。

副腎は、いったい、どんなときに疲れてしまうのでしょうか。

私たちの体内では、日々、さまざまな問題が起きています。たとえば、血管内や臓器で小さな炎症が起きる、細胞が傷つく、がん細胞が発生する……。これらは、多かれ少なかれ、誰のからだの中でも毎日発生しています。

そうした諸問題に対応しているのが、からだの免疫機能と、ホルモンです。からだに問題が起きると、各内分泌器官から必要に応じてホルモンが分泌され、それに反応するかたちで、からだの各組織が問題解決に動き出します。

ですから、体内で何か問題が起きても、必要なホルモンがちゃんと分泌され、それに応じてからだの各組織がちゃんと働いてくれれば、私たちは病気にかかりにくく、新陳代謝が進むため、元気でいられるし、肌などの美しさも保っていられます。

しかし、からだの中で起きる問題が大き過ぎたり、多過ぎたりすると、各器官はホルモンがだんだん分泌できなくなっていきます。特に、体内のすべてのホルモンのおおもとともいえる副腎は過労気味になり、やがて疲れ果ててしまうのです。

これが副腎疲労です。こうなると、全身は疲労感でいっぱいで、朝起きるのがとても辛くなります。いくら休んでもなかなか疲れがとれません。記憶力や集中力が落ち、仕事にも影響が出ます。よく眠れなくなり、気分もうつ的になります。肌は荒れ、髪はやせ、太りはじめる人もいます。ＰＭＳが悪化したり、性欲が減退する人もいます。免疫力が落ちて、風邪や感染症など、病気にかかりやすくなります。アレルギー症状がひどくなったり、動脈硬化や糖尿病になったりすることもあります。本当に重症の人は、そのまま寝たきりになってしまうこともあるのです。

さらに、副腎が疲れるとほかの内分泌器官にも影響が出ます。たとえば、副腎で作られるコルチゾール（ストレスホルモンとも呼ばれている）にはプロゲステロンの働きを抑える作用もあるので、ストレスがかかり副腎の調子が悪くなるとコルチゾールの分泌が増え、プロゲステロンの作用が抑えられることによってエストロゲン優勢状態になりやすく、ＰＭＳや更年期障害なども悪化しやすいのです。

ストレスが多い現代において、アメリカの場合、８割の人が多かれ少なかれ、副腎疲労に陥っているといわれています。日本の比率は不明ですが、かなり多いことは間違いありません。私の経験では、多くの人は軽症なので、休息や軽い運動、食習慣の改善などで回復しますが、２割くらいの人は、病院での治療が必要です。すでにアメリカの抗加齢医学会をはじめヨーロッパの医学界では、あらゆる病気の治療において、まず副腎の状態を確認し、その治療にあたることが常識となりつつあります。

にもかかわらず、残念ながら日本には「副腎疲労」が正式な病名として未だに認められていないため、治療に保険がききません。副腎を大切にするという考え方がなかなか広まらないのは、そんな理由が関係しているのでしょう。

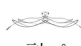

プレ更年期や更年期に、副腎疲労が隠れていることも

30代後半以降の女性が疲れやすくなったり、急な肌の衰えを感じたりすると、まず、多くの方が、プレ更年期や更年期を疑います。確かにその可能性はあるのですが、はじめからそう決めてしまうのはあまりよくありません。なぜなら、その疲労や老化の背景に、副腎疲労が隠れている可能性があるからです。

体内の大半のホルモンは、もともとコレステロールが原料になっています。まず、副腎でプレグネノロンというホルモンが作られ、それがもとになって、副腎、または別の器官で、他のホルモンに作り替えられていく仕組みになっています。つまり、ホルモンはすべてネットワークでつながっており、どこかひとつに問題が起きると、バランスが崩れ、あちこちに不具合が出てしまうのです。

女性ホルモンのバランスが崩れている場合も、例外ではありません。ほてりや冷え、精神不安定、疲労感など、ＰＭＳや更年期障害の症状も、実は全身のホルモンバランスの問題であり、いくらプロゲステロンやエストロゲンの補充で対応しても良くならない、というケースがあります。そういう場合は、甲状腺や副腎をケアしない限り、症状は改善できません。実際、疲れやうつを訴える患者さんの中には、女性ホルモンと副腎のホルモンがどちらも低下している方や、副腎疲労と甲状腺の機能低下を併発している方がいらっしゃいます。

幸い、ホルモン分泌を促す食事や習慣は、どのホルモンにも共通している部分が多いですから、病院で治療するほどでもない場合、食事と習慣に注意していれば、女性ホルモン、副腎ホルモン、甲状腺ホルモンの、すべてのバランスが少しずつ整っていく効果が期待できます。

しかし、それだけでは元気にならず、病院での治療が必要な場合は、「自分はきっと更年期だ」「副腎疲労だ」「甲状腺の病気に違いない」と決めてかからず、総合的に判断してもらえる医療機関にかかられるとよいでしょう。

冷え性、肌荒れ、薄毛、体重増加は、甲状腺ホルモンの問題かも

冷え性、乾燥肌や肌荒れ、薄毛、体重増加……。これらは一見、女性ホルモンの低下による更年期障害の諸症状のように見えます。確かにエストロゲン優勢の悪影響と関連しているものばかりですが、いずれも、甲状腺機能が病的に低下している「甲状腺機能低下症」や、副腎疲労によって引き起こされているケースも少なくありません。

副腎疲労と甲状腺機能低下症の主な症状は「疲労感」なので、詳しく調べてみないと、どちらが原因かはっきりしませんが、ある程度目安となる傾向を挙げておきましょう。

副腎疲労は、早朝と昼下がりが特に疲労感が強く夕方は調子が良くなる、カフェイン、塩分、糖分がほしくなる、といった傾向があります。一方、甲状腺機能低下症は、

一日中疲労感があり、こちらもカフェインと糖分を好む傾向があります。

ですから、もしも、冷え性や肌荒れ、薄毛、体重が減りにくいなどの症状があり、一日中疲労感があって、やたらと甘いものがほしくなるようだったら、それは甲状腺ホルモンが低下しているのかもしれません。

甲状腺機能が落ちてくると、代謝が悪くなり、熱が作れなくなります。ですから、平熱が36・3度以下の低体温の人や冷え性の人は、甲状腺機能が低下している可能性が高いのです。

乾燥肌とそれに伴うかゆみも、甲状腺ホルモン不足で起こりがちな症状です。爪がもろくなってしまう人も見受けられます。

また、毛が細くなったり、薄くなったりする女性は、40代半ばくらいから増えはじめますが、こちらも甲状腺と関係しています。プロゲステロンを補充すると良くなることもありますが、中には甲状腺ホルモンの不足が原因で、そちらを改善しないと効果が出てこない方もいらっしゃいます。もし薄毛が気になりはじめたら、女性ホルモンのことだけではなく、副腎や甲状腺をいたわることも忘れないでください。

ちなみに、髪の毛の9割はケラチンというたんぱく質でできていますが、成長を促すためには、ビタミンB群、ビタミンC、ビタミンDや、亜鉛、銅、鉄などのミネラルが関係しているので、食事にも注意する必要があります。

さらに、甲状腺の機能が低下すると甘いものがほしくなるため、これが肌の新陳代謝を乱し、吹き出物や肌荒れを引き起こすことがあります。糖分のとり過ぎにより腸内環境が乱れ、便秘を起こすこともあるようです。当然、肥満の原因にもなります。

このように、甲状腺機能低下による諸症状は、いずれも、見た目の若さと精神状態に大きく影響する、女性にとって深刻な問題ばかりです。甲状腺ホルモンが女性にとっていかに大切なホルモンか、おわかりいただけたのではないでしょうか。

女性は男性以上に副腎と甲状腺が疲れやすい！

言うまでもなく、卵巣や子宮は女性にしかないものですが、副腎と甲状腺は、男性にも等しく備わっている内分泌器官です。ですから、副腎と甲状腺については、男性も女性も大きな違いはないと思われるかもしれません。

しかし、残念なことに、女性は男性に比べて、副腎や甲状腺が疲れやすい運命にあります。

その要因のひとつに、環境ホルモン（内分泌かく乱物質）の問題があります。

体内のホルモンの働きを乱す環境ホルモンは、大気汚染物質のPM2・5やダイオキシン、農薬、着色料や保存料といった食品添加物などのほか、シャンプーやリンス、化粧品、洗剤、柔軟剤、制汗スプレー、消臭スプレーなど、化学物質が添加されている、すべての製品に含まれています。

一般に、女性は、男性よりもきれい好きですし、化粧もするし、制汗剤や消臭スプレーなどを使うことも多いです。そのため、環境ホルモンの影響を受けやすく、結果的に男性以上に副腎が疲れている可能性が高いのです。

ちなみに、データを確認したわけではありませんが、女性の薄毛は、ひと昔前に比べて増えている印象があります。これもまた、環境ホルモンの影響が考えられるでしょう。昔の女性たちは、化学物質にさらされることが少なかったため、現代の女性たちよりも、長い間、髪が豊かだったのかもしれません。

また、避妊などの目的でピルを飲んでいる女性も、副腎が疲れているはずです。ピルは大変副作用が強い人工ホルモン剤なので、副腎にも悪影響が出て当然なのです。

そして、副腎が悪くなると、二次的に甲状腺も悪くなることがあるので、副腎疲労を察知したら、甲状腺にまで影響を及ぼさないように、くれぐれも注意が必要です。

そもそも副腎も甲状腺も、女性ホルモンがバランスを崩すことで影響を受けやすいと考えられます。特に、プロゲステロンは甲状腺ホルモンを助ける働きをしているので、エストロゲン優勢状態だと、甲状腺機能が低下しやすいのです。

ちなみに、甲状腺の病気は、全般に女性のほうが発症率が高いことで知られていま す。例えば甲状腺機能低下症の場合、65歳までの発症率は、男性が9パーセントなの に対して、女性は17パーセントです。

理由は明らかになっていませんが、自己免疫の問題ではないかと考えられています。 女性は男性に比べてリウマチなど自己免疫疾患にかかりやすいのですが、このことと 同じ理由ではないかと推察されています。

いずれにせよ、ホルモンの仕組みは男性よりも女性のほうが複雑で、バランスをと るのはとても大変です。そしてバランスが崩れると、どうしても副腎や甲状腺の元気 がなくなっていきます。女性はいざとなると精神的に強いので、つい仕事に家庭にと がんばってしまいがちですが、無理をすればどうしても副腎や甲状腺に負担がかかっ てきます。くれぐれもこのふたつの器官の調子を落とさないように、自分の心とから だをいたわってあげてください。

副腎をいたわるには、ストレス対策がもっとも大切

この本を手にされた方の中には、「最近、ちょっと疲れているかもしれないけれど、なんとか仕事も家事もできているし、大したことはないかな」と感じている方もいらっしゃるでしょう。でも、そんな方こそ、私は心配です。なぜなら、忙しい日々を送る現代の女性たちは、誰しも副腎疲労に陥っている可能性があるからです。

副腎疲労の最大の原因は、実はストレスです。

人はストレスを感じると、別名〝ストレスホルモン〟と呼ばれるコルチゾールを分泌するようにできています。ですから、仕事や子育て、家事などで忙しかったり、ママ友などの人間関係で悩んでいたり、プライベートで何か問題を抱えていたり、通勤時間が長かったり、睡眠不足が続いていたりすると、副腎はコルチゾールを作り続け、

やがて力尽きてしまうのです。

副腎疲労には3つの段階があります。第1段階は、ストレスによってコルチゾールの分泌が続くことで、疲労がはじまる段階です。「なんだか最近疲れがとれないな」と感じるものの、この段階なら、まだ、がんばれば日常生活を送ることが可能です。

しかし、第1段階が続くと、やがて第2段階に入ります。ストレスにより副腎が機能亢進《こうしん》状態になって、コルチゾールが出っぱなしになってしまうのです。こうなると、副腎はコルチゾールをたくさん作らなければならなくなり、若さと健康のために欠かせないDHEAはコルチゾールを作るためにどんどん消費されてしまいます。DHEAは女性ホルモンの原料にもなっているので、これが減れば、女性ホルモンにも影響が出ることになります。

さらに、第3段階に入ってしまうと副腎は疲れ果てて、コルチゾールの原料となるDHEAが底をつき、コルチゾールも作れなくなってしまいます。ここまでくると起き上がることも辛くなり、重度のうつ病のような状態に陥ります。実際、重い副腎疲労はうつ病と判断されてしまうことが少なくないのです。

女性の場合、職場の変化や出産後の社会復帰時、親の介護で大変なとき、家庭内にトラブルを抱えているときなどに強いストレスを受けて副腎疲労に陥り、結果的に甲状腺ホルモンや女性ホルモンのバランスも崩れてしまう方が多いようです。ですから、いまを生きる女性の多くが、副腎疲労の第1段階にある可能性は否定できないのです。

副腎疲労を根本から改善するには、ストレスの原因となっている仕事や家庭の問題をとりのぞく必要があります。からだを壊してしまっては、手遅れですので第2段階へと進んでしまう前に、副腎をいたわるように、生活を改善していただきたいと思います。

心当たりのある方は、まずは、なんとか休息をとって、少し心とからだを休めてみてください。

甲状腺をいたわるにも、ストレス対策が大切

体温を維持し、健康な皮膚や爪、髪を守るために欠かせない、甲状腺ホルモン。その主なものは、Ｔ４とＴ３ですが、このうち、より大切なのはＴ３です。

もともと、甲状腺で作られている主なホルモンはＴ４です。このＴ４の約８割が、肝臓や腎臓、筋肉などに運ばれ、そこで、とある酵素の影響を受けることで活性型のホルモンであるＴ３に変化します。ですから、代謝を促すなどの力を発揮するのは、Ｔ４ではなく、Ｔ３。つまり、Ｔ４がいくらあってもＴ３が十分になければ、体調に悪影響が出てしまうのです。

実際、Ｔ４が十分にあってもＴ３に変換されず、甲状腺ホルモンに問題が起こることがあります。その問題を引き起こす最大の原因が、やはりストレスです。

ストレスが多いと、ビタミン類やミネラルが消費されてしまうため、T４からT３への変換に欠かせない酵素が働かなくなってしまうのです。すると、T４は活性型のT３になれず、rT３という非活性型のホルモンになってしまいます。このrは、英語の reverse のrであり、rT３は「鏡像型T３」という意味になります。簡単にいえばrT３は、〝T３にとても良く似た別物〟です。

しかも、ホルモンというものは、それを受け止める側のカギ穴にすっぽりとはまることではじめてそのパワーを発揮します。このカギ穴をレセプターと呼ぶのですが、rT３がたくさんできると、本来T３が入るはずのレセプターが非活性型のrT３に奪われてしまい、わずかに作られていたT３も力を発揮できなくなってしまいます。こうなると、甲状腺の機能は低下の一途をたどり、悪循環に陥ります。

日本では、検査を受けてもT４が十分にあれば、「問題なし」と判断されてしまうことがあるので、注意が必要です。

とにかく、ストレスが副腎と甲状腺のホルモンを減らす大敵であることは、間違いありません。ストレスを減らすことは、若さと健康のための大事な第一歩なのです。

副腎にストレスがかかり続けると、うつになりやすい

40代半ば以降から50代半ばくらいの、ちょうど更年期の頃になると、以前は朗らかだったのに、急にうつっぽくなったり、怒りっぽくなったりして、人が変わったようになってしまう人がいます。

こうした変化が激しい場合、それは更年期障害ではなく、副腎疲労からくるうつ状態の可能性が高いでしょう。

20代、30代と、仕事に出産に子育てにと働き続けてきた女性たちは、多くの方が長年ストレスに耐え続けて生活しています。若いうちは体力もあり、疲れても回復するものですが、40代に入る頃から、さすがに無理がきかなくなってきます。

しかも、その頃になると責任ある仕事を任されたり、子どもの教育や受験なども重

なってきて、ストレスは増す一方です。その上、本格的に女性ホルモンの低下がはじまって、全身のホルモンバランスが崩れやすくなっています。

こうした日々の中で、ストレスに対抗するために副腎からコルチゾールが出続けると、それが脳の偏桃体に直接影響を及ぼし、悲しみや不安感が助長され、結果的にうつ状態になってしまうことがあるのです。

こうした副腎疲労からくるうつ病は、決して珍しいものではありません。近年、心療内科に通っている人の半分くらいは、更年期や副腎疲労が主な原因だろうといわれているほどです。

更年期や副腎疲労が原因でうつ状態に陥っている場合は、精神科の薬を飲んでいるだけでは根本的には治りません。それよりも、副腎のホルモンであるＤＨＥＡを補充することで回復することが少なくないのです。うつ病の薬で治療中の方で、一向によくならないという方は、そんな可能性も考えてみる必要があると思います。

実際、私のクリニックには、「うつ病で通院しているのですが、一向によくならないのでこちらに来てみました」という40代の女性がときどきいらっしゃいます。検査を行ってみると、女性ホルモンとともに、DHEAが低下していることがとても多いのです。

そういう場合、精神科の薬を減らしながら、DHEAやプロゲステロンを補充していくと、順調に回復していかれる方が多くみられます。長年精神科の薬を飲み続けていた方の場合は時間がかかりますが、軽症の方だと、2~3か月ですっかり良くなってしまう方もいらっしゃいます。

そこまで深刻な状態でなくても、40歳を過ぎて、「最近、気持ちが落ち込みがちで、やる気が出ないな」と感じている方は、副腎や甲状腺が疲れはじめている可能性があります。まずは日常生活の中にリラックスする時間を作ることを心がけてみてください。

眠りが浅いのも、寝ても疲れがとれないのも、副腎に問題が

日本人の5人に1人は悩んでいるという睡眠障害。特に、40代半ば頃から、「疲れているのに夜眠れない」「寝てもすぐ目が覚める」「眠りが浅くて朝が辛い」といった症状を訴える女性がぐっと増えてきます。よく眠ることで疲労を解消しない限り、人はどうしても心身ともに老いていってしまいます。

睡眠障害には、いろいろな要素が複合的に重なっていることが多いのですが、実は副腎の状態が関係しています。副腎から分泌されるコルチゾールは、人の生体リズムに大きな影響を及ぼしているホルモンなのです。

コルチゾールの分泌量は、基本的に、早朝から増えはじめ、だいたい朝8時頃にピークを迎えます。その後、夜に向けて下がっていき、人が眠っている夜中から早朝に

かけてもっとも低くなります。つまり、コルチゾールが出ている間、人は活動的になり、コルチゾールが減っている間に休息するのです。

そういう意味で、コルチゾールと反対の働きをしているのが、脳の松果体から分泌されるホルモンである、メラトニンです。健康な人の場合、昼間はコルチゾールの分泌が多く、夜になるとメラトニンが増えてくることで眠気を感じ、しっかり眠れるようになります。

ところが、副腎が疲れていると、コルチゾールが日中しっかり出ない上に、夜になってもだらだらと出続け、ホルモン分泌のリズムを乱します。その結果、メラトニンの分泌が減り、夜はよく眠れず、朝はなかなか起きられない、あるいは朝早く目覚めてしまう、そして、一日中なんとなく眠い、といった状態に陥ってしまうわけです。

ちなみに、メラトニンは、抗酸化作用が非常に高いスーパーホルモンとして、近年、特に注目を集めています。「抗酸化作用」とは、私たちのからだをサビさせ、老化や病気の原因となる酸化物質を撃退する作用のことです。

このためメラトニンには、疲労を回復させる、気分を向上させる、がん・動脈硬化・骨粗しょう症・認知症を予防するといった報告が、学会で相次いで発表されています。いまや、副腎の元気を保ち、メラトニンの分泌を促すことは、若さと健康を維持するための、新常識になりつつあるのです。

なお、40代後半以降の女性の多くが、「よく眠れなくなった」と悩まれていますが、プロゲステロンが不足していることがよくあります。その場合、プロゲステロンが増えれば改善します。プロゲステロンには眠りの質を良くする効果もあるのです。

実際、プロゲステロンの補充をはじめた多くの患者さんが、次に診察にいらしたときに、「ぐっすり眠れるようになりました」と報告してくれています。

太ってきたのも、副腎疲労のせい!?

30代半ば頃から、「若い頃に比べて太りやすくなってきた」と悩んでいる女性は多いと思います。ずっとスリムだった方も例外ではありません。30代に入って筋肉や基礎代謝が落ちはじめると、少しずつ体重が増えていってしまうのです。

こうした現象は、年をとれば、誰でもある程度は避けられないものですが、実はここにも副腎疲労が隠れている可能性があります。

まず、仕事や家庭で、いろいろなストレスがかかると、副腎からストレスホルモンであるコルチゾールの分泌が増加します。慢性的なストレスで、コルチゾールが高い状態が持続すると（副腎疲労の状態）、血糖値が上昇しやすくなり、血液中のインスリンも増加することになり、脂肪組織において脂肪の産生を促進し、分解を抑制するために体脂肪が増加してきます。さらに、高コルチゾールの状態は、筋肉量の減少、甲状腺機能の低下を引き起こすため、代謝が落ち、さらに脂肪がたまりやすくなる悪循環に陥ってしまいます。

一方、副腎が作るＤＨＥＡには、脂肪の代謝を高める作用があるため、ストレスが少なくＤＨＥＡが十分に分泌されていると、脂肪がどんどんエネルギーとして使われ、肥満防止につながります。

しかし、ＤＨＥＡも慢性的なストレスにさらされ、副腎疲労の状態に陥ると、その分泌が次第に低下してくるため、脂質の代謝が落ち、体脂肪が増える方向に傾きます。

そもそも、脂肪を燃やしてエネルギーに変えるためには、ビタミンB、ビタミンC、アミノ酸、コエンザイムQ10などの栄養素が必要です。しかし、副腎が弱っている人は、それらがストレスに対応することにほとんどが使われてしまっているため、エネルギー代謝のさまざまな回路のすべてが、うまく回らなくなってしまうのです。副腎が悪くなると疲労感に襲われるのはそのためです。

副腎が元気になり、コルチゾールが減少し、ビタミンやアミノ酸が脂肪の代謝に使われるようになれば、エネルギーの回路がうまく回り出し、良い循環が生まれるため、脂肪を燃焼しやすいからだになります。人生の後半になったら、副腎を疲れさせない人こそが、いつまでも美しい体型と健康なからだを手に入れることができると言っても、過言ではないでしょう。

なぜ、女性は男性より認知症が多いのか

年齢を重ねると気になってくるのが、記憶力の低下です。40歳を過ぎた頃から、人の名前がなかなか出てこなかったり、新しい仕事がなかなか覚えられなかったりして、イライラしたり、がっくりきてしまうことは増えてくるものです。

記憶力や集中力というと、単純に脳の問題かと思われがちですが、実はそこにも副腎や甲状腺が出すホルモンが密接に関係しています。実際、甲状腺機能が低下すると、記憶力が落ちますし、副腎疲労が進行すると、「ブレイン・フォグ」といって、まるで脳に霧がかかったように頭がぼんやりしてしまう状態に陥ってしまうこともあります。そして、うつ状態はさらに認知機能を低下させます。

ＤＨＥＡには認知機能を高める作用があるので、副腎が元気を取り戻し、ＤＨＥＡ

のレベルが上がってくると、記憶力や集中力も上がってきます。もともとDHEAの値は女性は男性に比べると低いので、女性の場合、記憶力が落ちてきたなと感じたら、男性以上に副腎をいたわることを考えていただきたいと思います。

また、認知症の原因として知られるアルツハイマー病は、男性よりも女性のほうが多いことが知られています。この病気の原因はまだはっきりとは解明されていませんが、実は、男性ホルモンのテストステロンの量がその発症に関係していると考えられています。テストステロンは女性にとってもとても重要なホルモンで、肌のハリや性欲、仕事をバリバリこなすバイタリティーを保つためには欠かせません。このテストステロンはDHEAを原料に作られているので、副腎が疲れてくると、どうしても減ってしまうのです。

なお、エストロゲンの減少が認知症と関係しているという説もあり、認知症については、さまざまな要因が唱えられています。いずれにせよ女性は、ある程度の年齢になったら、副腎や甲状腺の健康を保ち、できるだけホルモンを減らさない工夫をすることが、認知症予防につながると考えられるのです。

副腎疲労の人は、腸漏れ症候群を併発している可能性も

近年、副腎疲労とも深い関係があるとして医学界で注目されている問題に、「リーキーガット（Leaky Gut）症候群」があります。日本では腸管壁浸漏症候群と訳され、「腸漏れ症候群」と呼ばれることも多いようです。

もともと腸管は、からだに悪影響を及ぼすものが腸管組織の細胞内に入り込まないように、腸粘膜によって守られています。ところが、腸の状態が悪くなると、この腸粘膜が弱ることで腸管が炎症を起こします。すると、栄養が吸収されづらくなる上に、バクテリアやウイルス、化学物質、汚染物質などがどんどん細胞内に入り込み、血液の中に流れ込んで全身を回ってしまうのです。これが、腸漏れ症候群です。

腸漏れ症候群になると、からだにもともと備わっていた解毒作用が落ちたり、カン

ジタなどの細菌が腸内に繁殖してしまったり、食べ物の中に入っていたエストロゲン様の環境ホルモンが体外へ排出されずに細胞内に侵入したりしてしまいます。

さらに、本来はからだに無害な食べ物も、腸漏れ症候群によって血液内に入り込むことで、免疫機能が異物とみなして抗体を作るようになることがあるため、アレルギー疾患や自己免疫疾患の原因になりかねません。そのほかにも、リウマチに似た関節炎、疲労感、うつ、肥満、腹痛、頭痛、発熱などの症状が出ることもあるのです。

そして、実は、副腎疲労の方には、腸漏れ症候群を併発している方がとても多いことがわかっています。腸漏れ症候群はそれ自体が大変なストレスになるので、その結果として副腎疲労になってしまうこともあれば、副腎が先に疲労することで腸が疲れ、腸漏れ症候群になってしまうこともあるようです。いずれにせよ、併発すると、互いに悪影響を及ぼし合い、悪循環に陥ってしまうのです。

つまり、腸漏れ症候群は健康と若さを保つ上での、大敵であることは間違いありません。ぜひ、第３章を参考にして腸と副腎をいたわる食習慣を身につけて、腸漏れ症候群の予防と改善に役立ててください。

男はストレスに弱い生き物…。あなたの優しさが男性ホルモンの低下を食い止める

実は、男性の若さと健康は、女性以上に性ホルモンに支配されている部分が大きく、テストステロンと呼ばれる男性ホルモンが減少することで、心とからだにさまざまな変化が表れてきます。

しかも、このテストステロンですが、加齢以外にも低下する要因があります。

その代表が、ストレスです。

男性の場合、精神的、肉体的ストレスが加わったときには、脳の視床下部から、CRP（コルチコトロピン放出ホルモン）が分泌されます。このCRPは脳の下垂体に働きかけACTH（副腎皮質刺激ホルモン）を介して、副腎からコルチゾール（ストレスホルモン）を分泌させ、ストレスへの臨戦態勢を整えるとともに、精巣に

も作用して、テストステロンを低下させてしまうのです。

しかも、男性は女性に比べて、ストレスに対してコルチゾールの分泌が高い傾向にあり、ストレスを強く感じてしまいます。テストステロンの低下も強く、長い時間続くため、いつまでもくよくよと考えるようになってしまうのです。こうなると、男性は気持ちが沈みやすくなり、不安になったり、イライラしたり、寡黙になったり、女性に対する性的な興味が低下したりします。

そんなときあなたは、知らず知らずのうちに、パートナーを問い詰めたり、こうしてほしいなど、プレッシャーを与えたりしていませんか？　それが積み重なってくると、彼はさらに沈みがちになり、ますます話さなくなっていくかもしれません。

そこで、さらに追い打ちをかけるように「何で返事をしてくれないの？」とか、「私のことどう思っているの？」などと言ってしまうと、男性のテストステロンはさらに低下し、あなたへの興味を失い、離れていってしまうこともあり得るでしょう。

男性のテストステロンを上げるためには、あなたの笑顔で優しく包んで、ほめてあげることが、何より一番だと思います。

第3章

女性の悩みが消える食事の習慣

コレステロールの控え過ぎは、むしろ病を招く⁉

女性の若さと健康を保つために欠かせない、プロゲステロンやＤＨＥＡ、甲状腺ホルモンのＴ３（トリヨードサイロニン）などの、ホルモンの数々。その十分な分泌のために、食事ではどんな点に注意する必要があるのでしょうか。

ホルモンの分泌にはさまざまな要素がからんでいますが、まず、間違いなく必要なのが、副腎や性ホルモンの主原料となるコレステロールです。

コレステロールといえば、動脈硬化の要因として、中性脂肪とともに、とかく悪者扱いされがちです。そのため、食事でコレステロールと中性脂肪をできるだけとらないようにしているという女性も少なくないでしょう。

しかし、コレステロールは多くのホルモンの主原料であるだけでなく、細胞膜の原料でもあり、胆汁を作ったり、ビタミンDの生成にかかわるなど、大切な働きをいろいろしています。ですから、コレステロールを控え過ぎると、健康になるどころか、むしろからだの老化が進んでしまうのです。最近の報告では、コレステロールが低いとがんや肺炎の罹患率が上がるとされています。

確かに血中のコレステロールがあまり高過ぎるのは、決して良いことではありません。でも、そのために卵などコレステロールが豊富な食品を控えても、あまり意味がありません。なぜなら、体内のコレステロールは、食事からとった量は約3分の1に過ぎず、残りの3分の2は体内で作られているから。つまり、コレステロール値の差は、コレステロールをどれだけ食べたかということよりも、ほかの栄養素とのバランスや、運動などの生活習慣、体質などの影響によるところがずっと大きいのです。

そのため、2015年度より、厚生労働省がコレステロールの抑制目標値を撤廃しました。アメリカでもすでに廃止されています。

特に女性の場合、「コレステロール値が高い人が心臓血管系の病気を防ぐために降コレステロール薬を飲んでいても、死亡率は下がらなかった」という研究結果が数年前に発表され、注目を集めました。コレステロール値を下げる薬を飲んでいた人は、筋肉量が低下したり、糖尿病や認知症が増えた、というデータさえあるのです。

中性脂肪については、日本では血液検査における上限が150㎎／dℓと決められていますが、食事による影響がかなり大きいため、アメリカでは「測っても意味がない」と考えられるようになっています。中性脂肪が多過ぎると、動脈硬化が進んだり、肝臓に脂肪がついたりするのは確かなのですが、その人が本当に中性脂肪が多いかどうかは、血液検査では判断がつかないということです。

そのため、脂質異常症については、遺伝性の場合をのぞき、血液検査で異常があっても特に気にする必要はないと考える医師が増えてきています。そもそも、ある程度の年齢になるとコレステロールや中性脂肪が上がってくるものです。これは、免疫力を高めるために、本来、人間に必要なものではないかと推察されています。

日本の医学界では、未だに反対意見が根強く残っているようですが、私自身は、食事のコレステロールを抑えていらっしゃる患者さんに、むしろ「抑え過ぎに注意してください」とお話ししています。

カボチャやアボカドが、悩める女性の強い味方だった！

女性ホルモンの中でも、30代半ば頃からどんどん減ってしまうプロゲステロン。では、プロゲステロンを少しでも多く保ち、若々しさと健やかな毎日を維持するためには、どんな栄養素を意識してとるべきなのでしょうか。

プロゲステロンの生成には、コレステロールのほか、いくつかのビタミンやミネラルが関係していますが、あえてひとつだけ強調するとしたら、それはビタミンEです。

ビタミンEにはプロゲステロンを生成する働きと、そのレセプターの感受性を高める作用があるのです。つまり、ビタミンEをたっぷりとることで、プロゲステロンの働きは良くなります。実際、ビタミンEが更年期症状の緩和に効果があったという報告もあります。

ビタミンEは、ビタミンA、ビタミンCとともに、抗酸化力の高いビタミンとしても知られています。抗酸化力とは、私たちのからだを老けさせ、病気の要因となる過酸化脂質に対抗する力です。つまりビタミンEは、ホルモン分泌の面からだけでなく、動脈硬化やがんなどの病気予防にも力を発揮してくれるのです。

そこで、私が女性にもっともお勧めしたい食品のひとつが、カボチャです。カボチャ1食分80gに約4㎎のビタミンEが含まれており、これだけで1日の女性の摂取目標の約半量がとれます。ビタミンA、ビタミンB群、ビタミンCも豊富なので、からだの酸化を防ぐ抗酸化作用も高く、美肌効果も期待できます。まさに女性にはうってつけの食材といえるのではないでしょうか。

ビタミンEが豊富な食材には、ほかに、アボカド、モロヘイヤ、アーモンド、小麦胚芽などがあります。アボカドやアーモンドは脂質も多いのでとり過ぎに注意が必要ですが、いずれもほかのビタミンやミネラルも豊富で、健康的な食材です。

ただし、過剰にとり過ぎた場合には、骨粗しょう症が進行するとの報告もありますので、サプリメントを利用している場合には注意が必要です。

ストレスが多く、食生活が乱れがちな人には、〝海のミルク〟がおすすめ

ホルモンの主原料はコレステロールですが、だからといって、コレステロールだけでは、十分なホルモン分泌は望めません。体内のホルモンを維持するためには、そのほか、亜鉛やマグネシウムなどのミネラルと、ビタミンA、ビタミンB群、ビタミンCなどが必要です。

実は、これらすべてを含んだ理想的な食材があります。

それがカキです。〝海のミルク〟と呼ばれ、栄養豊富な食材として知られていますが、特に亜鉛が豊富で、3個も食べれば1日の所要量がとれます。亜鉛が不足すると、酵素の働きが悪くなり、すべてのホルモンが作られづらくなってしまうので、ぜひ、定期的に日々の食事にとり入れてみてください。食中毒が怖い場合は、生食を避ける

とよいでしょう。

亜鉛といえば、〝セックス・ミネラル〟とも呼ばれ、特に男性の生殖機能をアップする成分として知られていますが、さまざまな酵素の働きに関与しており、DNAやたんぱく質の合成に働き、細胞が新しく作られるときに欠かせません。コラーゲンの合成や免疫機能にもかかわっているので、女性にとっても大変重要なミネラルなのです。

普通の食生活をしていれば、亜鉛が不足することはあまりないのですが、ストレスがかかると体内の亜鉛がどんどん消費されてしまうため、忙しい毎日を送っている女性は、知らず知らずのうちに不足している可能性があるでしょう。

また、近年、インスタント食品や加工食品の影響もあって、亜鉛が不足している日本人が増えています。こうした食品に含まれている添加物には、亜鉛を体外に排出させてしまったり、吸収を妨げる作用があるのです。忙しさのあまり、コンビニの弁当やスーパーの惣菜ばかりで食事を済ませてしまっている人は、特に注意が必要です。

なお、肝臓でアルコールを代謝するときも、大量の亜鉛が使われています。ストレス発散のためにアルコールを毎日たくさん飲んでいるという人も、亜鉛が不足している可能性があります。お酒の量は、控えめが鉄則です。

なお、亜鉛同様、女性にとって、とても重要なもうひとつのミネラルが、鉄です。

生理がある女性に鉄欠乏性貧血の方がとても多いことは、みなさんよくご存じだと思います。貧血は、めまいや立ちくらみのほか、毛が抜けたり、爪が反りかえるなど、女性の気になる症状の一因となります。

それればかりか、鉄が不足すると、セロトニンやドーパミンなどの脳内ホルモンが作られづらくなるため、集中力の低下といった精神症状にもつながります。

その上、実は、鉄は骨の形成に必要なミネラルでもあります。ですから、女性ホルモンの低下によって骨粗しょう症になりやすくなっている閉経後の女性は、特に意識してとる必要があるのです。

鉄には、吸収されやすいヘム鉄と、吸収されにくい非ヘム鉄があります。鶏や豚のレバーなどの肉類、魚類の血合い部分などがヘム鉄なので、こうした食材も意識的に食事にとり入れることをお勧めします。

アブラナ科の野菜が、乳がんや子宮がんを予防する

エストロゲン優勢状態は、女性の心とからだにさまざまな悪影響を及ぼしますが、問題は、それだけではありません。

実は、エストロゲンの中の一部に、乳がんや子宮がんの発生に関与していると考えられる、〝悪玉エストロゲン〟ともいうべきものが存在するのです。

エストロゲンは、エストロン、エストラジオール、エストリオールなどの女性ホルモンの総称です。このうち、エストロンが体内で代謝される際に、2-水酸化エストロン、4-水酸化エストロン、16-水酸化エストロンといった副産物を作り出します。このうちの16-水酸化エストロンこそ、発がん性を持った悪玉エストロゲンなのです。

この悪玉エストロゲンを無毒化して体外へ排出することが乳がんや子宮がんの予防

につながるわけですが、そのために、特に女性にお勧めしたい食材が、ブロッコリーやキャベツ、白菜、カリフラワーなど、アブラナ科の野菜です。

注目すべき成分は、アブラナ科の野菜に含まれているインドール3カルビノールという植物ポリフェノールの一種。エストロンが代謝される際にこれがあると、悪玉エストロゲンが生成されるのを抑制してくれるのです。

インドール3カルビノールは、がんなどの異常な細胞の増殖を抑制する働きや、抗酸化作用があることも明らかになっており、すでに海外ではサプリメントなども発売されていますが、サプリメントでとるのであれば、インドール3カルビノールの代謝物であるジインドールメタン（DIM）のほうが有効でかつ安全とされています。

アブラナ科の野菜は、ビタミンCやビタミンE、さらに、がん抑制効果で知られるスルフォラファンなどが豊富なものが多いので、美容と健康を維持するために、ぜひ毎日食べていただきたいと思います。

ただし、アブラナ科の野菜を食べ過ぎると甲状腺機能に悪影響を及ぼす可能性があるので、甲状腺に異常のある方は医師と相談してください。

炭水化物の食べ過ぎは、副腎疲労につながる

見た目の若々しさのためにも、健康を維持するためにも、そして、ホルモンのバランスを保つためにも、太り過ぎないことは大切です。しかし、若い頃と同じ食事・習慣のままでいると、30代の後半から、人はどうしても太りやすくなってきます。もし、「最近太りはじめたな」と感じたら、食生活を見直して、体型の維持に努めましょう。

世の中にはいろいろなダイエット法が紹介されていますが、私のお勧めは、やはり「糖質制限食」です。みなさんよくご存じだと思いますが、主にご飯やパン、麺類など炭水化物と、甘いものを控えることで、糖質を制限するダイエット法です。

日本人は穀物から栄養を摂取してきた人種なので、体質的に脂質より炭水化物をエネルギーとしてからだに蓄えやすいようにできています。そのため、食べ物からとっ

た炭水化物は分解されて糖分になり、それが脂肪に変換されて体内に蓄えられてしまいます。これに比べると脂質はとり過ぎても便と一緒に体外へ排出されやすい傾向にあるので、脂質より炭水化物を控えたほうが、効率よくやせられるのです。

しかし、私が糖質制限食を勧めるのは、余分な脂肪を減らせるからだけではありません。実は、炭水化物のとり過ぎは、副腎疲労につながるからです。副腎が疲れれば、全身のホルモンに影響が及び、女性ホルモンのバランスも崩れてしまいます。

では、なぜ炭水化物を食べ過ぎると、副腎に負担がかかるのでしょうか。

砂糖や炭水化物などの糖質は、食べると血糖値が急激に上がります。すると、上がった血糖値を下げるために、膵臓からインスリンが分泌され、今度は血糖値が急激に下がることになります。さらには、下がり過ぎた血糖値を平常レベルに戻すために、副腎からコルチゾールが分泌されます。つまり、糖質をたくさん食べると、コルチゾールがどんどん分泌されるため、副腎が疲れていってしまうのです。

40代に入ったら、副腎をいたわるためにも、できれば糖質の量を抑え、そのぶん、肉や魚、卵などのたんぱく質や野菜で補う食生活を心がけましょう。

美容や健康、そして副腎疲労のためにも、やっぱりビタミンCが大切！

美容と健康に欠かせない栄養素といえばビタミンCが有名ですが、アンチエイジングの面からも、ホルモンバランスの面からも、ビタミンCは非常に重要な栄養素です。

まず、コラーゲンの合成にかかわっているので、肌のハリを保つために欠かせません。これは、女性にとっては特にうれしい効果だと思います。

また、抗酸化パワーの高さも見逃せません。

私たちのからだを酸化（＝サビさせ）、老化させてしまう最大の原因のひとつに活性酸素があります。活性酸素は、呼吸でとり込んだ酸素や、赤外線、ストレスなどの影響で体内に増えていきます。細菌を殺す役割も果たしていますが、増え過ぎると細胞を攻撃するため、老化を促進し、病気の原因にもなります。たとえば、肌にシミを作るのも、この活性酸素の悪影響によるものと考えられています。ビタミンCには、この活性酸素を撃退する非常に強い抗酸化パワーが認められているのです。

そして、私たちのからだの中にはビタミンCをたくさん使う臓器はいくつかありますが、その中でもっとも多くビタミンCを消費する臓器が副腎です。副腎疲労の方には、たくさんのビタミンCの補給が重要です。

20代で、からだが健康体で、毎日の生活にもストレスがない場合は、それほど気にする必要もないかもしれません。しかし、40歳を過ぎて多忙な日々を送っている場合は、食事でビタミンCをとっていても、あっという間に消費してしまいます。すると、副腎はビタミンC不足のあおりを受けて、徐々に疲労していってしまうのです。

そんなビタミンCを豊富に含んでいる食品といえば、やはり、果物と野菜です。特に、アセロラはわずか1粒で、成人女性の1日のビタミンC摂取推奨量100㎎がとれてしまうほどビタミンCが豊富です。ほかにも、イチゴ、ミカンなどの柑橘類、柿、キウイなどに豊富です。ただし果物には、果糖という糖分が多いため、とり過ぎには注意が必要です。

野菜の場合は、パプリカ、菜の花、芽キャベツ、ゴーヤー、カリフラワー、ブロッコリー、キャベツ、カボチャ、サツマイモ、ジャガイモなどに豊富です。

ビタミンCは熱に弱く、水溶性のため、野菜をゆでるとビタミンCの含有量は約半分以下になってしまいます。できるだけ生で食べるようにしましょう。環境ホルモンの影響をできるだけ少なくするためにも、できれば有機野菜を選んでください。

なお、先に挙げた野菜のうち、サツマイモとジャガイモは、ビタミンCの含有量がそれほど多くありません。しかし、イモのビタミンCは加熱しても失われる量が少なく、加熱調理でたくさん食べられるので、ビタミンCの補給に役立つと思います。

そして、もうひとつ付け加えておきたいのが、野菜を食べるときは、ぜひ、黒コショウをひとふりしていただきたいということ。実は近年の研究で、黒コショウの辛み成分であるピペリンに、ビタミンCの吸収を高める作用があることがわかったのです。

生野菜や温野菜にはもちろんのこと、ジュースやスムージーなどにしたときも、ちょっと黒コショウを加えることで、ビタミンCの吸収率がアップします。

甲状腺ホルモンを増やすために海藻を

女性の場合、甲状腺の機能が低下していることは、決して珍しいことではありません。甲状腺機能低下症の発生率は、35～60歳の女性で12・5パーセント、60歳以上の女性では15～20パーセントですから、中高年になるとだいたい10人に１～２人は甲状腺機能低下症ということになります。

ですから、いま現在は甲状腺機能低下症でない方も、油断は禁物です。全身のホルモンバランスを良好に保つために、日頃から、甲状腺の働きをサポートする食事を心がけていただきたいと思います。

甲状腺ホルモンの生成と分泌に欠かせない栄養素は、ヨウ素とチロシンです。

ヨウ素はミネラルの一種で、海藻などの海産物に多く含まれています。古くは海から遠く離れた内陸地の人々にヨウ素不足が見られたため、現在、ヨーロッパやアメリカでは、ヨウ素が添加された食卓塩が販売されています。

もともと、海産物をよく食べる日本人にはヨウ素不足の心配はほとんどありませんでした。しかし近年、日本人でもヨウ素が不足する人が増えてきたという報告があります。おそらく、昆布から出汁をとる人が減ったり、海産物を食べる量が減ってきているからでしょう。

日頃から肉類や炭水化物ばかり食べているような方は、汁物や煮物を作るときは昆布で出汁をとったり、焼きノリやワカメ、魚の切り身などを日々の食事にとり入れてください。

ただし、ヨウ素をとり過ぎると甲状腺腫になるリスクが上がるので、昆布などの食べ過ぎは禁物です。

なお、甲状腺ホルモンの原料になるもうひとつの栄養素であるチロシンは、アミノ酸の一種です。アミノ酸はたんぱく質の一種なので、こちらは肉や魚を普通に食べていれば問題ないと思います。

ビタミンDが、女性の骨、筋肉、甲状腺の3つの健康を守る

いつまでも若々しい女性は、50歳、60歳になっても良い姿勢を保ち、足腰がしっかりしていて、身のこなしも機敏です。そんな女性であり続けるためには、やはり、丈夫な骨を持ち続けることが重要です。

骨の健康と女性ホルモンは密接な関係にあるため、女性の場合、女性ホルモンの減少がはじまる30代後半から骨密度の減少がはじまります。さらに、閉経後の3〜5年間は特に減少が強まります。そして、その後も、何もしなければ1年に1パーセントくらいずつ骨密度が下がっていくため、女性の高齢者には、骨粗しょう症を発症している人が非常に多いのです。

ですから、特に女性は、40歳になる頃から骨粗しょう症を予防する食事を心がける

必要があります。

骨を作るためにカルシウムやリン、マグネシウムといったミネラルが必要なことは、みなさんよくご存じでしょう。しかし、それ以外に、見落とされがちな栄養素があります。

それが、ビタミンDです。ビタミンDは、骨の原料となるカルシウムやリンを小腸から吸収するときに必要不可欠なビタミンであり、腎臓からこれらが排出されてしまうのを減らして、造骨作用を促進します。つまり、骨を作るカギを握っているのは、むしろビタミンDなのです。

そこで、心がけてほしいのが、サケ、イワシ、サンマ、カレイなどの魚をとり入れた食事です。ビタミンといえば、野菜に入っていると思っている方が多いようですが、実はビタミンDは野菜にはほとんど含まれていません。ですから、いくら野菜をたっぷり食べていても、魚を食べないとビタミンDが不足してしまうのです。

あるいは、乾燥キクラゲや干しシイタケにはビタミンDが豊富なので、こちらをとり入れるのも一案です。

女性にビタミンDを積極的にとっていただきたい理由は、ほかにもあります。実は、ビタミンDは甲状腺ホルモンの効果をアップさせる働きや、骨だけではなく筋肉を強くする働きがあるのです。骨、筋肉、甲状腺の3つの健康を守るビタミンDを十分に摂取することは、中高年女性が健やかな日々を送る上で、非常に重要なポイントです。

ひと昔前までは、日本人は魚をよく食べていたので、ビタミンDが不足している人は少ないといわれていました。しかし、近年になって偏食気味の人が増え、ビタミンが不足している人が増えているともいわれています。いままで魚をあまり食べてこなかった方は、すでにビタミンDが不足している可能性があります。今日から食事内容を改善し、骨、筋肉、甲状腺の老化と疲労を予防してください。

また、ビタミンDは紫外線に当たることで体内で作られますので、日焼け止めクリームを塗らずに1日20分くらい日光に当たるのも有用です。でも、どうしても美容の面で気になる方は手のひらを日光に当てるだけでも、ある程度のビタミンDの産生が得られるとされています。

睡眠の質を高めるには、メラトニンの分泌を促す肉や魚や大豆製品を

若い頃はとても寝つきが良かった方や、いくらでも寝ていられたという方でも、40代も後半になってくると、なかなか眠れなくなったり、眠りが浅かったり、早朝に目覚めてしまったりしてくるものです。睡眠の質が落ちると疲労がとれず、身も心も老け込んでしまいます。

第2章でもふれましたが、私たちを質の良い眠りへと導いてくれるのが、脳の松果体という部分から分泌されるホルモンであるメラトニンです。しかも、このメラトニンには、大変強力な抗酸化作用があることも近年の研究でわかってきました。

つまり、メラトニンの分泌を促すことは、若さと健康を守るために、非常に有効と考えられるのです。

では、メラトニンをしっかり出すためには、私たちは毎日、何を食べればよいのでしょうか。

メラトニンは、セロトニンというホルモンから作られ、セロトニンはトリプトファンという成分を原料に作られています。そして、トリプトファンは、たんぱく質が分解されてできるアミノ酸の一種です。

アミノ酸にはたくさんの種類があるのですが、トリプトファンは、私たちがからだの中で作ることができないために食事からとる必要がある、9種類の「必須アミノ酸」のひとつです。

もともとトリプトファンは、牛乳から発見されました。そのため、ひと昔前には、「寝る前に温かい牛乳を飲むとよく眠れる」とも言われていたのです。しかし、実際には牛乳に含まれる量はそれほど多くはなく、むしろレバーなどの肉類や、カツオ、マグロなどの魚、大豆製品のほか、チーズやナッツ類などに多く含まれています。

ですから、食事は炭水化物や野菜ばかりではなく、肉や魚、大豆製品などを食べ、おやつやお酒のつまみにチーズやナッツ類を食べれば、トリプトファンがしっかりとれて、メラトニンの分泌を高める効果が期待できます。

トリプトファンが十分にとれると、〝幸せホルモン〟の別名で知られるセロトニンの合成も高まります。脳内でセロトニンが増えれば、気分の落ち込みや不安感なども生じにくくなり、精神的に安定します。

ただし、寝る直前にトリプトファンが多く含まれる食材をたくさんとっても、それがすぐにメラトニンになるわけではありません。それどころか、寝る前の食事は眠りの質を落とすだけです。日常的に、トリプトファンが多い食品を食事にとり入れておくようにしましょう。

また、ビタミンB群や鉄分、亜鉛などの栄養分が不足していると、セロトニンやメラトニンの合成を行うための酵素が働きません。たんぱく質だけに気をとられず、ビタミンやミネラルの摂取も忘れずに心がけてください。

ニンニク、玉ネギ、長ネギで体内の有害ミネラルをデトックス！

若々しさと健康を保つためには、食事でいろいろな栄養をからだにとり入れることが肝心ですが、もうひとつ大事なことがあります。

それは、体内で悪さをするさまざまな有毒物質を体外へ排出すること。いわゆる、デトックスです。

デトックスで排出してほしい有害物質の代表が、水銀などの有害ミネラル。マグロ、カツオ、タイ、キンメダイなどの魚をあまりにたくさん食べていると、魚を通して体内に水銀などの重金属が蓄積されてしまいます。妊娠すると、水銀の影響から胎児を守るために魚を食べ過ぎないように注意されるはずですから、出産経験のある方は聞いたことがあるかもしれません。

水銀が体内にたまると、甲状腺に悪影響を及ぼし、さまざまな機能を低下させます。また、体内で活躍しているいろいろな酵素が力を発揮できなくしてしまうため、代謝が落ち、ホルモン産生やエネルギー産生が妨げられてしまいます。

水銀などの有害ミネラルは、現代に生きている限り、どんなに気をつけていても、少しずつ体内に蓄積していきます。

そうした有害ミネラルのデトックスに役立つのが、ニンニク、玉ネギ、長ネギです。これらの野菜に共通しているのが、あの、目と鼻にツンとくる刺激成分の硫化アリルです。硫化アリルには、毒素を体外へ排出させるパワーがあるのです。普段から食べていると、体内に有害ミネラルが貯まりにくくなるので、ぜひ、毎日の食事にとり入れてください。

さらに、ニンニク、玉ネギ、長ネギには、セレンも豊富です。セレンには有害ミネラルを無害化してくれる酵素の働きを高める力があるので、これらの野菜は、ダブルの力で有害物質の悪影響からからだを守ってくれるはずです。

食物繊維で過剰なエストロゲンを排出する

中高年女性の体内で増え過ぎた場合、何かと悪い作用を引き起こすのは、有害ミネラル以外にもいろいろあるのですが、ひとつ、どうしても忘れてはならないものがあります。

それは、女性ホルモンのエストロゲンです。

閉経が近づいてくると、プロゲステロンは何もしなければほぼゼロになってしまいますが、エストロゲンは脂肪細胞などで作られ続けます。その上、エストロゲンに似た働きをする環境ホルモンが日々生活する中でどんどん体内に入ってきますから、エストロゲンはどうしても過剰になりやすいのです。

そんな過剰なエストロゲンに対してデトックスに効果を発揮してくれるのが、食物繊維です。

普通は、体内で役目を終えたエストロゲンは、血流に乗って肝臓へたどりつき、そこでもう働かない不活性のエストロゲンになります。

この不活性のエストロゲンは胆汁に混ざって腸に送られます。

そして、腸内細菌によって不活性エストロゲンは活性エストロゲンに変換され、また血流に乗って再利用されています。

このとき、腸内に食物繊維がたっぷりあると、不活性エストロゲンや活性エストロゲンを吸着して、便として体外へ排出してくれます。つまり、食物繊維をしっかりとっていると、エストロゲンの排出が促され、その増加を防止できるわけです。

食物繊維は、豆類やキノコ類、海藻類、玄米などに豊富です。食物繊維は、有害ミネラルをはじめとしたほかの有毒物質のデトックスにも有効ですし、血糖値の上昇をゆるやかにする働きや、便秘改善など、からだに良い効果をたくさん持っています。

いくつになっても元気ではつらつとしている女性は、きっとこれらの食材を毎日たくさん食べているはずです。

ランチは刺身か焼き魚定食で副腎をいたわる

毎日仕事で忙しい女性の場合、ランチはどうしても外食になってしまう人も少なくないのではないでしょうか。からだのことを考えたら、栄養のバランスを考えた手作りのお弁当をお勧めしたいところです。でも、なかなかそういうわけにもいかないという方のために、副腎を元気にしてホルモンの分泌を促してくれる理想的なランチメニューの例を挙げておきましょう。

栄養のバランスを考えると、いろいろな食材が使われている定食スタイルのものが良いでしょう。中でも、青魚を使った刺身定食や焼魚定食などはお勧めです。

特に注目すべき成分は、副腎に良い良質な脂質。良質な油の代表が、オメガ3系の油です。オメガ3系の油には、α－リノレン酸を多く含んだ亜麻仁油やえごま油のほか、青魚で有名なエンコタペンタエン酸（ＥＰＡ）や、ドコサヘキサエン酸（ＤＨＡ）などがあります。これらの油には、強い抗炎症作用があるため、結果的に副腎をいたわる役割を果たしてくれるのです。また、悪玉エストロゲンの代謝を促進し、無毒化して体外へ排泄させる効果も期待できます。

魚の種類と量にもよるので一概には言えませんが、焼き魚の場合、加熱すると一部のＥＰＡとＤＨＡが流れ出てしまうので、どちらかといえば刺身のほうがよりお勧めです。ただし、ＥＰＡとＤＨＡは大変酸化しやすいので、新鮮な青魚を提供してくれるお店を選びましょう。

小鉢や付け合わせ、味噌汁などに、野菜がたっぷり含まれていることも大切です。パプリカ、ゴーヤー、カリフラワー、ブロッコリー、キャベツ、カボチャなど、ビタミンＣをたくさんとれる野菜が入っているとベストです。ご飯は、白米より玄米か雑穀米のほうが食物繊維が豊富で、炭水化物のとり過ぎや血糖の上昇防止にもなります。

ただし、理想的なランチが見つかっても、毎日それればかり食べていては栄養が偏ってしまいます。あくまでも一例として、参考にしてみてください。

精子だって老化する…。精子力の低下は30代後半からはじまる

近年の晩婚化によって、不妊治療を受けるカップルは増え続けています。その中で、数年前から「卵子の老化」が注目されるようになりました。女性は35歳を過ぎると妊娠する確率が減り、流産することが多くなり、さらには、生まれた子どもにも何らかの障害が発生する確率が高くなるといわれています。では、男性はどうなのでしょうか。

実は、最近の研究で、男性も35歳を過ぎると精子の数や運動率などの精子の能力が低下すると報告されており、年とともに精子力も下がることがわかってきました。女性と同様に、35歳から40歳を越えると、自然妊娠する確率も減少すると調査結果が出ています。子どもができないために、不妊治療として人工授精を行った場合の受精する確率も、夫の年齢が上がるにつれて低下するようです。

この分野の専門家である、獨協大学越谷病院泌尿器科の岡田弘教授によると、「精子力維持の7ヵ条」として、①禁煙、②禁欲は避ける、③ぴっちり下着は避ける、④サウナや熱めのお湯での長風呂は避ける、⑤膝上のパソコン操作は避ける、⑥自転車やバイクに乗って長時間股間を刺激しない、⑦育毛剤の服用に注意、を挙げておられます。

晩婚化する現代社会では、卵子や精子の老化のことも頭の片隅に入れて、自分たちの人生設計を早めに立てて、子どもをもうけるタイミングなどを決めておくことも必要かもしれません。

ちなみに、男性の精子濃度は、1940年代の調査では、平均で1㎖あたり1億を超えていました。しかし、現在、WHO（世界保健機関）が示している正常精子濃度は、1993年には2000万以上、2010年には1500万以上となっています。つまり、ここ数十年の間に、男性の精子数は著しく減少しているのです。

はっきりした原因は示されてはいませんが、本書の中でも取り上げた、環境ホルモン（環境エストロゲン）や遺伝子組み換え食品の影響ではないかと考えられています。

第4章

女性の悩みが消える生活習慣

女性にとって、日頃のスキンシップが大切な理由

みなさんのまわりに、いつもイライラしている女性や、機嫌がコロコロ変わる女性はいませんか。男性よりもホルモンバランスが複雑で、変化が激しい女性は、どうしても気分にムラが出がちです。

しかし、しょっちゅう機嫌が悪いと、人はどうしても老け込んで見えがちですし、周囲の人からの評価も下がりがちです。第一、イライラしている状態が続けば副腎も疲れますし、本人の若さと健康が奪われていきます。

そこで、いつも朗らかな女性でいられる、良い習慣をご紹介しておきましょう。

親子、夫婦、カップルで、日頃から積極的にスキンシップをはかるのです。

これだけで、〝愛情のホルモン〟と呼ばれる、オキシトシンの分泌を促すことがで

きます。

オキシトシンの分泌にはエストロゲンが関与しているのですが、愛する人とふれあうことで分泌量が増えることがわかっています。オキシトシンには、精神を落ち着かせ、幸せを感じさせる力があるため、これがしっかり分泌されていると、優しい気持ちになれます。多少のストレスを受けても、うつ的になったりイライラすることが減少するのです。

なお、オキシトシンは本当に愛し合う関係でなくても、心地よいと感じる肌の接触であれば、分泌量を増やすことができます。ですから、信頼できるプロからマッサージやエステを受けることでも分泌を促せます。毎日忙しくて、なかなか愛する人とふれあう機会がとれないなら、たまにマッサージなどを受けて心身ともにリラックスするのも一案です。

また、ペットを抱きしめることでも、オキシトシンは分泌します。ちゃんと世話をできる環境にあるなら、飼ってみるのもよいでしょう。気持ちを和ませてくれますし、精神を安定させる効果をもたらしてくれるはずです。

美肌のためにも、夜のスマホやテレビはほどほどに

私のクリニックにいらっしゃる患者さんで、心身ともにお疲れに見える方の多くが、「夜、よく眠れないんです」という悩みをお持ちです。

しっかり睡眠がとれないと、肌が荒れるのはもちろん、心身の疲れがとれません。副腎も疲れ、甲状腺ホルモンや女性ホルモンのバランスにも響いてきてしまいます。

私たちが眠りにつくには、〝眠りのホルモン〟であるメラトニンが夜になって十分に分泌されることが不可欠なのですが、この分泌がうまくいっていない人は、年々、増加傾向にあります。

基本的に、誰でも年齢を重ねるとメラトニンの分泌量は減っていきます。若い頃はいつまでも寝ていられたのに、年をとるにつれて眠れなくなってくるのは、メラトニ

ンの分泌量が変わるのが大きな原因です。メラトニンの量は、40歳を過ぎると子どもの頃の5分の1にまで減ってしまうのです。

問題は、近年になって、私たちの生活にメラトニンの分泌を妨げるものがたくさん出てきたという事実です。

一番影響が強いと考えられるのが、ブルーライトです。波長が380〜500の青色の光のことで、テレビやパソコン、スマホの画面などから発せられています。この光を浴びていると、人間のからだは昼間と勘違いしてしまい、夜になって上がるべきメラトニンの分泌量が上がりにくくなってしまうのです。

ですから、質の良い眠りのためには、夜になったらパソコンやスマホを使うのをやめる習慣をつけましょう。特にスマホは、顔のすぐ前で使う人が多く、ブルーライトの影響をもろに浴びることになるので、注意してください。

また、白色LED照明は、大量のブルーライトを発しています。昼間は問題ありませんが、夕方以降も白色LED照明を浴び続けたら、メラトニンは出づらくなります。からだのことだけを考えれば、夕方以降の照明には、昔ながらの電球の光が一番なのですが、ＬＥＤなら、白色ではなく、昼光色を選ぶようにしましょう。職場の光が白色ＬＥＤを使っている場合は交換がききませんので、できることなら残業を控え、夕方になったら早々に退社するのが健康のためにはお勧めです。どうしても仕事をしなければいけない場合には、夕方からブルーライトカットのメガネをかけて作業するだけでも、ブルーライトの影響を軽減することができます。

なお、最近の研究で、メラトニンには、睡眠へ誘うだけではなく、私たちの若さと健康を守るさまざまな効果があることがわかってきました。

中でも、女性にとって重要な効果が、美肌効果と骨粗しょう症を予防・改善する効果でしょう。特に肌の調子の良し悪しは、その日起きたときから、一日の気分を大きく左右します。肌が荒れると、それだけでけっこうなストレスになることもあると思います。

メラトニンがしっかり分泌されれば、質の良い睡眠の効果もあって、肌をみずみずしく保つ効果が期待できます。肌のためにも、夜になったら、テレビやパソコンから離れ、スマホは遠ざけるようにしてください。

適度な運動で〝若返りホルモン〟の分泌を促す

全身のホルモンの中枢器官ともいうべき、副腎。若さと健康を保つためには、できる限り副腎を疲れさせないことが大切です。そうはいっても、毎日忙しさとストレスで多くの女性の副腎が疲れはじめているのが現実でしょう。

副腎を疲れさせないポイントはいくつかありますが、そのひとつが〝若返りのホルモン〟と呼ばれるDHEAの分泌を促すことです。DHEAはエストロゲンやテストステロン、コルチゾールなど、いくつかのホルモンの原料になる上に、たんぱく質の合成に働き、免疫システムも高めます。

このDHEAの分泌を促すひとつの習慣が、適度な運動です。運動不足になるとホルモンの分泌が低下し、ひどい場合は副腎疲労に陥ります。座りっぱなしの仕事の方や、休みの日はほとんど家から出ないという方、車を常用していて滅多に歩かないという方は、若い頃は問題なくても、知らぬ間に心もからだも同世代の方より老け込んでしまっているかもしれません。

運動にはDHEAの分泌を促すだけでなく、ストレス発散によるリフレッシュ効果、デトックス効果など、たくさんのメリットがあります。もちろん、骨粗しょう症やロコモティブ・シンドローム（骨や関節、筋肉などの運動器の障害によって、自力で立ったり歩いたりすることに支障が出てしまう状態）の予防にもなります。ですから、何かしらからだを動かす趣味を、ひとつは持つようにしてください。

ただし、運動はやり過ぎも禁物です。激しい運動や過度の運動は、それ自体がストレスになり副腎に負担をかけます。

特に、中高年の方に注意していただきたいのが、フルマラソンです。

若い頃あまり運動をしなかった方でも、中高年になってランニングに目覚める方は少なくありません。中にはすっかりはまってしまって、毎日のように何キロも走ろうとする人もいますが、やり過ぎると危険です。

たとえば、一度フルマラソンを走ると、DHEAや性ホルモンががっくり減ってしまい、回復までに数か月かかってしまうのです。

さらに、一度フルマラソンを走ってホルモンが低下し、それが復活する前に再びフルマラソンに出場すると、大幅にホルモンが低下してしまい、そう簡単には回復しなくなります。これをきっかけに、重い副腎疲労になってしまう人もいるのです。女性の場合、若い方でも生理が止まってしまうケースもあります。

アスリートであるマラソン選手でも、男性で月に200キロ、女性で月に150キロ以上走ってしまうとかえって成績が落ちてしまい、肝心の試合で勝てなくなるといわれています。

1時間前後のジョギングなら、週に5日程度行っても、問題ありません。健康のために運動をするのですから、くれぐれも、適度な運動量を心がけてください。疲れているときや気が進まないときは、無理せず休むことが副腎に負担をかけないポイントです。

質のいい睡眠をとるための運動と食事の鉄則とは

働き盛りのビジネスウーマンの場合、仕事が終わるのが毎晩9時過ぎが当たり前という方もいるでしょう。そういう忙しい方の中には、仕事終わりに会社の人や友達と外でお酒を楽しみ、家に着いたらお茶漬けやインスタント食品などを食べて寝るという方や、帰りがけに夜遅くまでやっているスポーツクラブに立ち寄って運動をしているという方がいます。

こうした生活パターンの方にお話をうかがってみると、朝早く起きるのが苦手な人が多いようです。ご本人は「仕事が遅くまであるから朝起きられないのも仕方がない」と思っていることが少なくありませんが、起きられない理由は、実はそれだけではありません。

夜遅くに食事や運動をすることで、本来、眠りに向けて心身をリラックスさせるべき時間帯に、自らからだを目覚めさせてしまっているのです。

しっかり運動をすると交感神経の働きが活発になり、心拍数が確実に上がります。夜になったらからだを休ませ、就寝に向けて心拍数を下げていくべきところを、からだを動かすことで、反対に心臓をバクバクさせているのです。

また、寝る直前に食事をすれば、就寝中に休むべき消化器官が働き続けることになります。すると、消化活動にともなって、膵臓や腎臓、副腎も〝残業〟に付き合わされることになります。しかも、夜遅くに食事をすれば、エネルギーが十分に使われずため込まれてしまうため、脂肪がつきやすくなってしまうでしょう。これでは、ストレスや疲労をとることも、肌の若々しさを維持することも難しくなってしまいます。

質の良い眠りのためには、運動と食事は、遅くとも就寝の3時間前に終えているのが鉄則です。そうすれば、就寝までに心身ともにクールダウンし、しっかり熟睡できます。ちゃんと眠れれば、朝の目覚めも良くなり、一日の活動サイクルを改善することができるはずです。

女性ホルモンの分泌を良くする休日の過ごし方

人は、ストレスの少ない生活を送るに越したことはありませんが、忙しい現代に生きている以上、なかなかそういうわけにもいかないでしょう。せめて、休日や空き時間を利用してストレスを発散し、副腎をいたわっていただきたいと思います。

そこで、副腎や甲状腺の健康を保ち、女性ホルモンの分泌を促す休日の過ごし方のヒントを、いくつか挙げておきましょう。

まずは、1時間ほど、ジョギングをしたり、ジムに出かけたりなどスポーツをする時間を作ることです。自然の中を歩くのもよいでしょう。ある程度の年齢を過ぎると、人間は何のトレーニングもしなければ筋肉が確実に落ちていきます。筋肉が落ちれば代謝も落ちて太りやすくなりますし、姿勢も崩れがちになります。意識的にからだを動かして、筋肉量を保つようにしましょう。

できれば、家でゴロゴロしていないで、おしゃれをして外出してください。人によっては、おしゃれそのものがストレス発散につながりますし、人に会っておしゃべりしたり、良い買い物ができれば、気持ちもスッキリするはずです。

もちろん、ときには家でゆっくりするのもよいでしょう。

そんなときにお勧めなのが、テレビのお笑い番組や、コメディ映画・コメディドラマなどを観て大いに笑うこと。笑うとＤＨＥＡの分泌が増えるというデータがあるので、それだけでもアンチエイジングにつながるのです。

また、最近人気の「涙活」も効果的です。ドラマや映画を観て泣くことはストレス発散になるので、副腎をいたわることにつながります。

そもそも、副腎の疲れを癒す最大のコツは、心身ともにリラックスすることです。ゆったりとしたクラシック音楽をかけたり、好きなアロマやお香を楽しんでのんびりするだけでも効果が期待できると思います。

特に、ヨガ、座禅、気功、瞑想など、自分にあったリラックス法を何かひとつ習得

しておくと、副腎のケアに必ず役立ちます。これらはいずれも呼吸法が関係していま
す。ゆっくり酸素を吸い、吐いて呼吸を整えることで副交感神経を優位にし、セロト
ニンの分泌を促します。

特に、ヨガや座禅、気功、瞑想などを寝る前に行うと、心とからだがリラックスし、心地よい眠りに入れるのでお勧めです。質の良い眠りが副腎だけでなく、全身の疲労回復に役立つことは、改めて言うまでもないでしょう。

なお、仕事と家庭のある女性の場合、休日も子育てや家事で心身ともに休みがとれず、ストレスをため込んでしまっている方も少なくありません。できることなら、ご家族やご友人の力を借りて、1時間でも2時間でも、1人になれる時間や、自分のためだけに使える時間を作って、ストレス発散に努めてみてください。

ストレスによって一度副腎疲労に陥ってしまうと、回復するのに2~3か月はかかってしまいます。そうなる前にストレスは小まめに発散し、ため込まないこと。やはりこれが、若さと健康を保つ、基本中の基本なのです。

基礎体温を測っていれば、ホルモンに問題が起きても、早めに対応できる

女性の健康管理に役立つ習慣のひとつに、基礎体温の計測があります。

毎日つけるのはなかなか面倒なので、実際に続けている方は少ないでしょう。しかし、女性の場合、生理がある間は定期的にホルモンのバランスが変動し、それによって心身ともに大きな影響を受けていますから、やはり基礎体温の計測をしておいたほうがよいと思います。続けていれば、女性ホルモンの分泌の状態や、副腎、甲状腺の健康状態を知る手がかりになるはずです。

ここで、基礎体温の計測方法とその意味について、改めて説明しておきましょう。

基礎体温とは、朝目覚めたあと、からだを動かす前の体温のことです。ですから、朝、布団から出る前に計測します。

生理がある女性の場合、生理から排卵までの約2週間が低温期、排卵から生理がはじまるまでの約2週間が高温期で、低温期と高温期の間には0・3度~0・6度の差があります。こうした高低差がはっきり出ていれば、女性ホルモンの分泌が保たれているということになり、排卵している可能性が高くなります。

高温期が早く終わってしまう人は、体温を上げる働きがあるプロゲステロンが不足している可能性があります。

そのほか、低温期の体温が3~5日間続けて36・4度を下回る人は甲状腺機能低下症の疑いが、体温が不安定で変動が大きい人は副腎が疲労している疑いがあります。特に、体温が低い上に変動が激しい場合は、副腎の機能障害によって甲状腺機能にも問題が出ていることがあるので、早めに病院に行かれたほうがよいでしょう。

体調にまったく問題がなければ計測する必要もありませんが、日頃からつけておけば、ホルモン分泌に問題が起きた場合、早めに発見・対応ができます。

「ここのところ、疲れやすくなってきたな」「体力が落ちてきたな」など、からだの変化を感じたら、1~2か月だけでも計測してみてはいかがでしょうか。

いつでもどこでもできる訓練で、尿漏れや頻尿を予防・改善する

ある程度の年齢になってくると、尿漏れや頻尿など、膀胱に関連する悩みをお持ちの女性が増えてきます。膀胱の健康を守るホルモンはエストロゲンなので、根本の原因は年齢によるホルモンの低下が考えられます。

でも、こうした膀胱に関連した悩みは、いつでもどこでもできる訓練を習慣にすることで、改善が期待できます。

訓練方法をご紹介する前に、まず、尿漏れが起きてしまう仕組みを解説しましょう。

女性の下腹部にあたる骨盤の内側には、腸、子宮、膀胱などの内臓があり、これらは骨盤底筋という筋肉群によって下から支えられています。つまり、直腸、膣、尿道は、これらの筋肉群の中心を突き抜けるように通っています。そして、この骨盤底筋

の弾力性がなくなったり引き締める力が弱ってくると、肛門、膣、尿道は、いずれもしっかり締まりにくくなってしまうのです。女性に尿漏れが多いのは、骨盤底筋が妊娠・出産によってダメージを受けることがひとつの要因だといわれています。

そこでお勧めしたい習慣が、「骨盤底筋体操」です。

座った状態、立った状態、仰向けで膝を少し立てた状態、いずれでも大丈夫です。骨盤底筋以外はリラックスさせた状態で、肛門と膣を、速く、締めたり開いたりします。このとき、単に締めるだけでなく、からだの中に引き上げるような意識でやるとより効果的です。お腹に力が入らないように注意してください。

次に、3~5秒くらいかけてゆっくり肛門と膣を締め、力を抜きます。

以上、速く、ゆっくりを、おりまぜながら、1回3分程度、1日3~4回やるのが目安です。効果が出るのに6~8週間はかかるので、少し気長に取り組んでみてください。歩くときに肛門を意識して締めるようにして歩くだけでも効果があります。

なお、骨盤底筋に力が入るようになると、膣も締まるようになってきます。年齢による緩みが気になっている方も、試してみるとよいと思います。

また、頻尿については、過活動膀胱として最近耳にすることも多くなっていますが、年をとると膀胱が過敏になってきて、尿が少したまっただけで排泄したくなってしまうようになります。すると膀胱が伸びる機会を失い、縮んでいってしまうのです。

この場合、尿意をある程度までがまんする「膀胱訓練」で改善が期待できます。「訓練」といっても、要するに、トイレに行くのをがまんするだけです。

膀胱炎などの問題がない限り、日常生活においては3~4時間に1回排尿するのが理想です。ですから、多少の尿意はがまんして過ごし、その時間を10分、20分と少しずつ伸ばしていくのです。このとき、骨盤底筋を締めたり、トイレ以外のことを考えたり、ゆっくり腹式呼吸をしてみると気がまぎれます。効果が出なくても、3か月くらいは続けてみてください。少しずつ改善が見られる人は多いはずです。

なお、骨盤底筋体操や膀胱訓練でも良くならない人は、膣や尿道の緩みをレーザー治療で治す方法もあります。これは、膣内に器具を挿入してレーザーを照射して膣内組織を新しくすることで、その周辺の弾力性をよみがえらせる最新の治療法です。保険対象外ですが、効果は高く、50代以上の女性を中心に、受ける方が増えています。

精神が不安定だったり、よく眠れないのは、人工甘味料のせいかもしれない…

近年、肥満防止や生活習慣病予防のために、砂糖の代わりに人工甘味料を使う方が増えました。確かに肥満になれば、見た目も心も老け込みがちですし、ホルモンの分泌にも悪影響を及ぼすことになります。

しかし、だからといって、砂糖の代わりに人工甘味料を使ったり、「ノンカロリー」や「カロリーオフ」とうたった清涼飲料水やビールテイスト飲料などを常飲することは、とてもお勧めできません。

確かに以前、こうした人工甘味料は、糖尿病患者や肥満の方の救世主のようにいわれ、砂糖の代わりに使うことが推奨されていた時期がありました。

しかし、人工甘味料を常用するのは、かなり危険な習慣と言わざるを得ません。実は、アスパルテームなどの人工甘味料には、〝ハッピーホルモン〟と呼ばれるセロトニンや、〝眠りのホルモン〟と呼ばれるメラトニンの生成を妨げる作用があるのです。

セロトニンもメラトニンも、必須アミノ酸のひとつである、トリプトファンというたんぱく質を原料に、脳内で作られています。そして、アスパルテームは、体内でフェニルアラニンやアスパラギン酸などに変換されるのですが、フェニルアラニンが大量に存在していると、脳にトリプトファンが入るのが阻害され、セロトニンもメラトニンも作られづらくなってしまうのです。

セロトニンの分泌が悪くなれば、精神状態が不安定になりますし、メラトニンの分泌が悪くなれば、夜、よく眠れなくなり、全身にさまざまな悪影響を及ぼします。

第一、ダイエット目的で人工甘味料を選んでいる方は多いと思いますが、これらを常用すると逆に太ってしまう可能性すらあるのです。

実際、アスパルテーム、スクラロースなどの人工甘味料をマウスに与えたところ、肥満になったり、糖をさらにほしがったりしたという研究結果が知られています。糖尿病患者に悪影響を及ぼしていたという報告もあり、人工甘味料が肥満を促進したり、糖尿病を悪化させてしまう可能性は否定できません。

そこでお勧めしたいのが、家で使う甘味料を、人工甘味料からフラクトオリゴ糖に変更することです。そして、いままで砂糖を使っていた場面では、常にフラクトオリゴ糖で代用するのです。

フラクトオリゴ糖は砂糖ほど甘くありませんが、カロリーは約半分。砂糖を使ったときと同じ甘みを求めるのではなく、使用量を同じにし、そのぶん、優しい甘さに慣れるようにすれば、カロリー控えめのヘルシーな料理になります。

しかも、フラクトオリゴ糖は腸内細菌のエサになるため、腸内環境を整えるのにも役立ち、一石二鳥。ドラッグストアや通信販売などで、一般に売られているので、砂糖や人工甘味料からの切り替えを検討してみてください。

腸内環境を整えることが、見た目とからだの老化予防の第一歩

老化というと、肌をはじめとした見た目や、筋力の衰えが気になるものですが、いつまでも若々しく健康であるためにぜひ注目していただきたいのが、腸の健康です。

年齢を重ねていくと、どうしても腸の老化は進みます。腸が老化すると、栄養がうまく吸収できなくなる上に、腸管に備わっている免疫機能が弱まってくることで、からだに悪いものが入り込みやすくなり、やがて全身の老化や病気の原因になるのです。

腸の健康を維持するには、腸内細菌のバランスを良好に保つことがもっとも大切です。そのために、誰でもすぐに実行できる習慣を、いくつかご紹介しておきましょう。

まずは、ヨーグルトなどを食べることで、腸内で良い働きをしてくれる乳酸菌やビフィズス菌などの有用菌（以前は善玉菌と呼ばれていました）を体内にとり入れるこ

とですが、ヨーグルトのような乳製品がかえって腸の状態を良くない状態にしてしまうこともあるので、注意が必要です。そのような場合には、味噌や納豆などの発酵食品をとるようにすると、腸の中で有用菌を増やすのを助けてくれます。

腸内には実に100兆個以上の細菌が常在していますが、そのうちビフィズス菌などの有用菌は、わずか5~10パーセントほどしかありません。しかも、何もしなければ年齢とともに少しずつ減っていくので、日々せっせととり入れる必要があるのです。

そして、もうひとつが、オリゴ糖と食物繊維が豊富な食材を日々の食事に積極的にとり入れること。

腸内細菌のバランスを良好にするには、有用菌をできるだけ元気にし、増やしていくために、そのエサとなる成分をとり入れる必要があります。その代表が、オリゴ糖と食物繊維なのです。

オリゴ糖は、大豆や小豆などの豆類や、ゴボウ、エシャロットや玉ネギなどに豊富です。積極的に日々の食事にとり入れましょう。

食物繊維には、水に溶けやすい水溶性と不溶性がありますが、特にお勧めなのは、水溶性の食物繊維です。水溶性食物繊維は腸内細菌にとって分解しやすいためエサになりやすく、分解されるときに乳酸や酢酸が生まれます。すると、腸内が酸性に傾くため、良い菌が住みやすい腸内環境になるのです。オクラ、モロヘイヤ、ヤマトイモ、納豆、ナメコなど、ネバネバ食品に含まれているので、こちらも積極的に食べる習慣をつけましょう。

もちろん、食物繊維は、便通を促し、便秘を予防するのにも役立ちます。また、からだに悪影響を及ぼすものや不要なものを吸着して体外へ排出させる役割も果たしているので、デトックスの観点からも頼りになります。

それから、油っこい食べ物や甘いものを食べ過ぎないように注意することも大切です。高脂肪食や砂糖たっぷりの食べ物をたくさん食べていると、腸内でいわゆる有害菌が増えてしまうからです。

なお、腸内細菌のバランスは、食べ物だけでなく、運動習慣などによっても影響を受けますので、適度な運動を心がけることも忘れないでください。

腸の炎症を引き起こす身近な食材や添加物に要注意

副腎疲労と密接な関係にあるといわれる「腸漏れ症候群」。腸の状態が悪くなることで、からだに悪い成分が体外に排出されずに血液の中に回ってしまうため、副腎疲労だけでなく、アレルギー疾患やうつ、疲労感など、さまざまな悪影響が全身に及んでしまいます。

腸漏れ症候群を予防・改善するためには、ストレスを取り除き、副腎をいたわることが大切ですが、生活習慣や食事に注意して腸をいたわることもとても重要です。具体的に挙げてみましょう。

まず気をつけたいのが、薬剤です。抗生物質は腸内細菌の状態を悪くするので、できるだけ飲まないほうが賢明です。鎮痛剤、ピル、ステロイド剤なども、腸内の炎症を引き起こします。いわゆる胃薬のうち制酸剤（H_2ブロッカーやプロトンポンプインヒビターなどの薬剤）も、胃酸を抑えることが結果的に腸内細菌に悪影響を及ぼすため、お勧めできません。アルコールやカフェインのとり過ぎも、腸の炎症につながります。お酒はくれぐれも飲み過ぎないようにしましょう。

食事では、精製・漂白された小麦や白米、砂糖をとり過ぎている人は、少し量を控えることです。意外に思われるかもしれませんが、近年の研究で、これらは腸の炎症を引き起こす可能性があるものだとわかってきたのです。もし可能であれば、ご飯は玄米、小麦は全粒粉、砂糖はオリゴ糖などに変えましょう。ただし、小麦に含まれるたんぱく質のグルテンは腸を疲れさせ、アレルギーを引き起こしやすい成分なので、いずれにせよ食べ過ぎは禁物です。また、玄米も体質に合わない方もいますので注意してください。

もうひとつとり過ぎに注意したいのが、乳製品です。乳製品に含まれるカゼインというたんぱく質も、腸や副腎を疲れさせ、アレルギー疾患などの原因になるリスクがあることが判明しています。

そして、化学的な食品添加物が腸に悪いことは、言うまでもないでしょう。

たとえば、2015年に公開されたある論文で、アイスクリームなどの多くの乳製品に添加されている乳化剤が腸内細菌のバランスを乱し、炎症を引き起こすことがあると発表され、注目を集めました。

乳化剤は、パンや菓子類、マヨネーズ、ドレッシング、マーガリン、麺類、魚介練り物など、私たちのまわりの実にさまざまな食品に添加されています。一部の研究者たちは、20世紀中頃から炎症性腸疾患が増加している要因のひとつが、食品に乳化剤が添加されるようになったことと関係しているのではないかと述べています。

こんなふうに並べ立てると、何をどう食べていいのかすっかり不安になってしまうかもしれませんが、これらを一切排除しようと必死になる必要はないでしょう。それでは、かえってストレスになるだけです。ただ、情報として知っておくことは大切だと思います。日々の買い物や料理の際に少し意識するだけでも、腸と副腎への負担は減ってくると思うのです。健康によさそうだとからといって、同じ食材や食品に固執するのではなく、バラエティに富んだ食事をとるように心がけてください。

遺伝子組み換え食品をできるだけとらないために、知っておきたいこと

本書の読者の方の中には、娘さんをお持ちのお母さんもいらっしゃるでしょう。そんな方々に知っておいていただきたいのが、子宮頸がんワクチンの問題です。

子宮頸がんの多くはヒトパピローマウイルスに感染することで起きると考えられており、これを事前に予防するものとして広まったのが、このワクチンです。

日本では2010年から厚生労働省が盛んに接種を呼びかけるようになり、中学1年生くらいから高校3年生までの女子が、市区町村によっては無料もしくは低料金で接種を受けられるようになっていました。このため、一時は多くの女子が接種を受けていたのですが、原因不明のからだの痛みなどの副作用の報告が相次ぎ、厚生労働省は積極的な接種の呼びかけを中止するに至りました。しかし、副作用とワクチンの因

果関係は明らかにされておらず、現在でも希望者は接種できる状態が続いています。

確かに、副作用とワクチンの関係について、明らかになっていない部分はあるのですが、ひとつだけはっきりしていることがあります。

それは、子宮頸がんワクチンには遺伝子組み換え技術が使われているということです。遺伝子組み換え昆虫の細胞を使って作られているもので、日本で認められている子宮頸がんワクチンは二種類ありますが、いずれもそうです。しかも、子宮頸がんワクチンは「劇薬」扱いです。実際、ワクチンの箱にもそのように表記されています。他国でも数多くの重篤な副作用が報告されています。

子宮頸がんの予防には、そんなリスクの高いワクチンを接種するよりも、コンドームの使用を呼びかけるなど、しっかりとした性教育や、定期的ながん検診などを行うほうが、よほど安全で効果もあると私は思います。

ここで、遺伝子組み換えについて、食品の問題にも少しふれておきましょう

結論からいえば、遺伝子組み換え食品はとらないに越したことはありません。遺伝子組み換え食品を使った動物実験において、乳がんや甲状腺疾患、不妊などが増加し

たことが明らかになっているからです。

遺伝子組み換え食品のうち、もっとも私たちのまわりに出回っていると思われるのは、トウモロコシと大豆です。たとえば、清涼飲料水などによく使われているブドウ糖化糖液糖は、アメリカ産の遺伝子組み換えトウモロコシから作られているものが多いのですが、そうだとしても、商品の原材料のところには「遺伝子組み換えトウモロコシから作ったブドウ糖化糖液糖」とはわざわざ書かれません。しかも、現在、日本では、使用量が15パーセント未満の原材料に表示義務がありません。つまり、遺伝子組み換え食品が使われているかどうか、完全に見極めることはできないのです。

遺伝子組み換え食品も食品添加物についても、あまり神経質になり過ぎる必要はないのですが、毎日何年も使い続けている定番商品の中に遺伝子組み換え食品が使われている可能性は、残念ながらゼロとはいえません。

ですから、せめて、商品は同じものばかり買うのはやめて、いろいろなメーカーのいろいろな商品を買ったほうがよいでしょう。そうすれば、遺伝子組み換え食品を口に入れてしまう可能性を、少しでも下げることができると思います。

水素水はアンチエイジングに効果アリ。ただし条件が…

最近、何かと話題の水素水。「アンチエイジングに効果がある」ということで話題になりましたが、その後、「一般に売られているものはほとんど効果がない」という声も上がり、混乱を招いているようです。

参考までに、水素水を飲むことが本当に良い習慣かどうか、解説しておきましょう。

結論から言うと、高い水素濃度を保っている水素水であれば、確かにアンチエイジングに効果があります。

水素の分子は、私たちの体内の代表的な悪玉活性酸素であるハイドロキシルラジカルと結合し、それらを無害化してくれるからです。活性酸素は人を老けさせ、病気にする最大の要因のひとつですから、撃退するに越したことはありません。

水素水が動脈硬化を改善し血流を良くするのも確かで、実際、認知症やパーキンソン病に効果があったとか、救急患者に水素ガスを与えたところ蘇生率が上がったといった報告があり、2016年高度先進医療として認可されています。

ただし、水素水を飲むなら、注意していただきたい点があります。

ポイントとなるのは、水素の濃度。水素水が十分に抗酸化力を発揮するには、最低でも1ppm以上の濃度が必要なのですが、水素は非常に水に溶けにくく、溶けても抜けやすい性質を持っているため、ペットボトルのようなプラスチック容器では、どんどん抜け出てしまいます。ですから、市販されている水素水では、水素が抜けないよう特殊なアルミパウチの容器に入ったもの以外では、期待する効果を得ることは難しいかと思います。

最近では家庭でできたての水素水が飲める、水素水サーバーも市販されていますが、安価のものだと十分な水素が混入されていないものもありますので、十分に確認してから購入するようにしてください。説明書に混入されている溶存水素濃度が記載されていないものや、酸化還元電位が高いとしか書かれていないものは要注意です。高い溶存水素が入った水素水を作れるサーバーは、通常、家庭用でも1台20~30万円と高額なため簡単に手に入れるのは難しいかもしれません。

そこでお勧めなのが、水素発泡剤を使って自分で高濃度水素水を作る方法です。飲む量にもよりますが、月々5千~1万円くらいで、新鮮で高濃度の水素水を飲むことができます。ネットや通販などでも購入できますが、クリニックなどで販売しているところがあれば、少し安価で購入できると思います。

家庭用の高濃度水素ガスサーバーも市販されるようになってきていますが、購入前にしっかりとしたデータが取られているものかどうかをきちんと確認してから購入するようにしてください。

胸が膨らんでおばさん体型に…。メタボの男は女性ホルモンが増加する！

からだにつく脂肪には、大きく分けると2種類あって、ひとつが皮膚の表面からつまめる皮下脂肪です。年齢とともに女性はこちらの脂肪がつきやすくなります。もうひとつが男性につきやすい内臓脂肪です。腸など内臓のまわりにつく脂肪のことで、こちらは表面からはつまめず、ぽっこりお腹となって現れます。そのうち、健康維持の面から特に問題になってくるのは、メタボにともなってついてくる内臓脂肪です。

内臓脂肪は、適量の場合にはアディポネクチンというホルモンを分泌してくれます。アディポネクチンは、動脈硬化や糖尿病の発症を抑える作用があり、最近ではがんを抑える効果もあるのではないかといわれています。ところが、内臓脂肪が一定量を超えると、脂肪細胞自体が肥満し、悪玉脂肪細胞に変身します。悪玉に変身した脂肪細胞は、アディポネクチンを分泌しなくなるばかりか、血管を障害する因子などを分泌し、動脈硬化や糖尿病などの生活習慣病の発症リスクを高めます。

さらに、脂肪細胞は、アロマターゼという酵素を持っています。悪玉に変化した脂肪細胞がアロマターゼの働きを高めると、せっかく作られた男性ホルモン（テストステロン）が、女性ホルモンのエストロゲンに作り変えられてしまうのです。

すると、からだ全体がふくよかになり、男性でも胸が膨らんできたりして、おばさん的な体型になってきます。さらにエストロゲンには前立腺の増殖を進める作用もあるため、前立腺が肥大しやすくなり、尿の出方も悪くなってしまいます。また、性欲の低下やＥＤ（男性機能低下）の誘因になる可能性もあるのです。

脂肪細胞が悪玉脂肪細胞に変身するラインを示しているのが、メタボリックシンドロームのチェック項目にもある、おへその位置の腹囲です。上限は男性が85センチ、女性が90センチ。あなたのパートナーの健康を維持し、男性としていつまでも元気でいてもらうためにも、一緒に歩いたり、泳いだり、運動をしたりして、２人で力を合わせてメタボ予防に取り組んでみてはいかがでしょうか。

第5章

やってはいけない女性の「老け習慣」

女性の飲酒は、ホルモンの分泌に男性以上に影響が出る

からだに良くない習慣はいろいろありますが、その中でも、どうしても女性に伝えておきたいのが、飲酒によるからだへの悪影響です。

お酒が好きな方には、健康に支障のない範囲で、男性も女性も等しく楽しんでいただきたいところですが、飲酒については、そういうわけにいきません。なぜなら、アルコールのからだへの悪影響は、女性のほうが受けやすいことがわかっているから。女性のホルモンの代謝は、男性と違い、かなり肝臓に依存しているため、肝臓が疲れてくると、男性以上にホルモンの分泌に影響が出やすいのです。

実際、アルコールをたくさん飲む人とそうでない人を長年にわたって追跡した大規模な調査研究がいくつかあるのですが、アルコールをたくさん飲む女性には、明らか

にがんが多いことが判明しています。肝臓の働きが悪くなってくると、女性ホルモンの代謝にも影響が及び、体内で悪玉エストロゲン（16－水酸化エストロン）が増えるため、乳がんや子宮体がんが発生しやすくなるものと考えられます。

ほかにも、女性の肝硬変の患者年齢は男性より10歳も若いなど、さまざまな研究や報告で女性は肝臓が弱いことが明らかになっています。これらの事実については厚生労働省も認めており、女性のアルコール摂取に注意喚起を促しています。

では、どのくらいまでなら飲んで問題ないかですが、具体的にはアルコールを1日に23g以上とると、明らかにがんになる人が増えています。アルコール5パーセントのビールなら、中瓶1本500㎖で20gになりますから、これ以上飲むのは控えておいたほうが無難です。男性の場合は1日40g以上のアルコールをとると、明らかにがんが増えます。女性は男性の半量ですから、それだけ女性のからだはアルコールに弱いのです。

アルコールは、適量であればストレス発散にもなります。これまで気にせず好きなだけ飲んできた方は、今後の健康を守るために、適量を守るように心がけてください。

ダイエットが、甲状腺ホルモンが減る要因になることも！

世の中には、〝○○ダイエット〟と銘打ったさまざまなダイエット法が流行しては消えていきます。そんなマスコミの影響もあるのか、ダイエットにはまってしまい、必要以上に体重を落としてしまう女性がときどきいらっしゃいます。

しかし、ダイエットのし過ぎは、女性のからだから若さと健康を奪う要因になるので、くれぐれも注意してください。

まず、無謀なダイエットにより筋肉量が著しく落ちてしまうと、甲状腺機能が低下する恐れがあります。これは、甲状腺ホルモンであるT４が筋肉などで活性型のT３に作り替えられているからです。

ダイエットにより脂肪だけがうまく落ちれば問題ないわけですが、多くの女性が運動をせずに食事制限だけでダイエットを行ってしまうため、どうしても筋肉量が低下してしまうのです。甲状腺ホルモンが減ると、反対にからだに脂肪がつきやすくなってしまうので、「ダイエットしているのに、太りやすくなった」という、悪循環に陥ってしまいます。脂肪だけを落としたいのであれば、たんぱく質はしっかりとり、運動も行って筋肉を落とさないように気をつけてください。

なお、閉経が近づいてきた女性、もしくは閉経後の女性の場合、脂肪を減らし過ぎるのはお勧めできません。卵巣機能が落ちてきた女性のエストロゲンは、皮下脂肪が作っているからです。皮下脂肪が大幅に減れば、ただでさえ減少しているエストロゲンが極端に減ってしまいます。更年期症状がやせている人ほど強く出るといわれるのはこのためです。

実際調べてみると、相当なやせ過ぎの方以外は、エストロゲンはそれなりに分泌されていますのであまり神経質になる必要はありません。一般に女性は50代頃から少しふっくらしてきますが、それは、卵巣がホルモンを作らなくなっても大丈夫なように、からだがそういうふうにできているのではないかと考えられるのです。

セックスレスは女を下げる

世界的に見て、日本人はセックスにあまり積極的でなく、特に女性は40代に入る頃から興味を失ってしまう方が少なくないようです。パートナーとの付き合いが長くなってくると、何年もセックスレスだという女性は決して珍しくありません。まだ30代の方でも、仕事や子育てで忙しさのピークを迎えていると、「とてもそんな気になれない」という場合もあるでしょう。

しかし、若さと健康を保つためにも、パートナーがいる方は前向きにセックスに取り組んだほうがよいと思います。

なぜなら、セックスで快感を得ると、セロトニンやオキシトシンなどの女性ホルモンの分泌が促されるからです。セックスに限らず、映像や本などによる性的刺激、ハグや手をつなぐなどのスキンシップだけでも、ホルモンは出やすくなります。

アメリカをはじめ、西洋諸国では、性欲を高く保つことは男女問わず大変重要視されていて、学会でもたくさんの研究が進められています。一般の女性の間でも関心は高く、性欲が落ちてくるとサプリメントを購入したり、病院に行って相談する方はたくさんいます。そもそも、心身ともに健康であれば、女性も性欲があるものです。プロゲステロンやテストステロンには性欲を上げる作用があるので、性欲が落ちてきた人は、これらのホルモンのレベルが下がっている可能性があります。

中には、まだ30代なのにすっかり性欲がなくなってしまい、パートナーに求められても精神的にも肉体的にも苦痛になっているという方がときどきいらっしゃいますが、こういう場合、すでに副腎疲労によりうつ状態に陥っている可能性もあります。生活習慣の改善や治療などでホルモン値が改善してくると、性欲が戻ってくることは少なくありません。

健全な性生活はパートナーとの関係性を良くし、生活に喜びとハリが生まれます。

「そういえば最近ずっと……」という方は、少し興味を向けてみてください。

シャンプーや化粧品が、ホルモンの働きをかく乱する…

シャンプーやリンス、石鹸、化粧品、制汗スプレー、香水、日焼け止め、虫よけスプレー……。こうした肌に直接つける商品の多くには、石油化合物が含まれているため、私たちのホルモンの働きをかく乱する環境ホルモンが入っていることになります。環境ホルモンは体内でエストロゲンに似た働きをするものが多いため、エストロゲン優勢状態を促進する可能性が高いのです。

また、パラベンなどの石油化合物は、私たちの細胞の中でエネルギーを作り出しているミトコンドリアの機能に悪影響を及ぼすこともわかっています。

直接肌につけるものでなくても、衣類に吹きかける消臭剤や、洗濯で使用する洗剤や柔軟剤などは、その成分を含んだ衣類が肌にふれることで、少しずつ体内へ吸収されていきます。殺虫剤なども、近くで使用すれば多かれ少なかれ吸い込むことになるため、影響は決してゼロではありません。部屋の中の臭いを気にして、絨毯や布団にまで消臭剤をかけまくっている人をみかけますが、やめたほうが無難です。

みなさんもご存じだと思いますが、シャンプーやリンス、石鹸、化粧品、日焼け止めなどには、自然素材だけで作られたものもけっこう販売されています。多少割高になったり、使い勝手や香りが劣るものもありますが、長い間使っていると、むしろ肌や髪の状態が良くなってくるものは少なくないはずです。

シリコン、パラベン、石油系界面活性剤、鉱物油、合成着色料、合成香料などを使っていない、「無添加」をうたっているかどうかが、ひとつの目安になります。ぜひ、自分に合う製品を探してみてください。

心配なのは、ヘアダイとネイルです。ヘアダイには、ヘナなど植物由来の天然成分で作られているものもあるようですが、海外製品の中には重金属が使用されているものもあり、定期的に長年使用すると重金属中毒になる恐れがあります。

最近の女性は、ある程度の年齢になると定期的にヘアダイを使用して白髪を染めるのが一般的でしょう。「ヘアダイを使い過ぎると、髪が傷む」とよくいいますが、あれは、髪そのものが傷むだけでなく、環境ホルモンの影響で甲状腺に負担がかかり、髪の育成に悪影響が出ている可能性も考えられます。

ネイルについては、天然素材の商品はまだほとんどないようです。ネイルやリムーバーを使えば、どうしても爪の根元や指先の皮膚などから添加物が吸収されます。ツンとくる有機溶剤を吸い込むことでも体内に入ってしまいます。ヘアダイとネイルについては、頻度を減らすなどの工夫をされてみてはいかがでしょうか。

怖いことばかり書いてしまいましたが、これらの影響は、長年の蓄積によって起きるので、あまり神経質になり過ぎる必要はありません。また、現代において、環境ホルモンの影響をすべてなくすことは、現実問題として不可能だと思います。ですから、あまり無理せず、できる範囲で、環境ホルモンの体内への吸収を少なくする習慣をつけていってはいかがでしょうか。ただ、お子さんやペットのイヌやネコは、からだが小さく代謝機能（解毒）も弱いので、これらの石油化学製品に直接ふれることが少なくなるように配慮してあげてください。

水道水やフライパンにも要注意!? 悪影響を及ぼす身近な化学物質とは

化学物質に取り囲まれて暮らしている私たちは、かなり健康に気をつけて暮らしていても、思わぬ習慣がホルモンの分泌に悪影響を及ぼしているものです。

そのひとつが、塩素、フッ素などによる、甲状腺機能への影響です。塩素、フッ素、そして臭化物などのハロゲン化物と呼ばれる物質は、甲状腺ホルモンの原料のひとつであるヨウ素と拮抗するため、甲状腺機能の低下を招く作用があるのです。

塩素が水道水の品質保持のために添加されていることは、みなさんもご存じでしょう。最近は水道水をそのまま飲む人は減ったと思いますが、毎日水道水をそのまま飲み続けることは、あまりお勧めできません。飲料用にはミネラルウォーターを買うか、浄水器を利用したほうが安全です。

フッ素は、ご存じのように、歯磨き粉に配合されていたり、フライパンなどに使用されています。特に、歯の健康を守る成分として大々的に宣伝されてきましたが、すでにアメリカでは、からだのためにフッ素は使用しない方向に動きはじめています。フライパンも、料理に使用しているうちに少しずつ剥がれ落ち、食べ物と一緒に口に入れている可能性が大きいので、鉄製のものを利用したほうがよいでしょう。

もうひとつ、意外に注目されていないのが、プールやスパの消毒剤に含まれている臭化物の問題です。消毒剤が入った水や湯の中に浸かっていると、肌から吸収され、やがて甲状腺機能に悪影響を及ぼす可能性があります。

プールやスパは、若々しさと健康を保つために利用している女性が多いと思われますが、臭化物のことを考えると、毎日のように利用するのは控えたほうがよさそうです。スパを利用するなら、人工添加物が入っていない天然温泉のほうがお勧めです。

塩素、フッ素、臭化物の影響も長年の蓄積によって起きるので、神経質になり過ぎる必要はありません。しかし、変えられるところだけでも少しずつ変えていった場合とそうでない場合では、やがて老いと健康に差が出てくる可能性はあるでしょう。

毎日のようにコンビニ弁当を食べている人は、今日から改めて！

忙しい毎日、食事を必ず手作りするのはとても大変です。スーパーの惣菜やコンビニの弁当を頻繁に利用しているという方は、少なくないでしょう。便利だし手軽だし、最近は栄養のバランスを考えて作られているものも多いので、たまに利用するぶんには問題ないと思います。ただ、「ほとんど毎日・毎食」となると、少々心配です。

まず、カット野菜の問題です。女性は野菜が好きな方が多いですし、美容と健康を考えて「ランチはサラダだけ」にしているという方もいらっしゃるようです。実は、コンビニのサラダやスーパーで売られているカット済みのサラダ野菜などは、消毒のために次亜塩素酸ナトリウムが使用されている確率が高いのです。この成分はヨウ素と拮抗してしまうため、常に口に入れていると甲状腺機能低下につながります。

もうひとつの大きな問題は、弁当や惣菜の容器にあります。多くの方が、買ってきた容器のまま電子レンジで温めて食べているのではないでしょうか。

一部のプラスチック製容器を加熱すると、ビスフェノールA、アジピン酸エステル、フタル酸エステルなどの環境ホルモンが溶け出し、密着している食品に移ってしまうことが報告されています。決まった加熱時間を守っても、容器が溶けたり特別な臭いが出たりしていなくても、環境ホルモンが出ていることがあるのです。

実際には、プラスチックにもいろいろな種類があり、環境ホルモンが出るものと出ないものがあります。しかし、お店で弁当などを買うとき、容器の材質まで確認していられないでしょう。環境ホルモンのリスクを排除するには、温めずに食べるか、容器を移し替えて食べることをお勧めします。

なお、家庭の容器を移し替えても、プラスチック容器であれば意味がありません。また、ラップにも要注意です。ラップの素材にはポリ塩化ビニリデンやポリエチレンなどがありますが、ポリ塩化ビニリデンは燃やすとダイオキシンが発生することもわかっていますので、ポリエチレン製を使ったほうが安全です。

さらに、カップ麺の容器も、ものによっては熱湯によって環境ホルモンが分泌される可能性を否定できません。万全を期すなら、やはり陶器などの耐熱容器に移し替えて、熱湯を注いだほうがよいでしょう。そこまでするのはちょっとと思われる方は、せめて食べる頻度を減らすようにしてみてください。

もうひとつ付け加えると、コンビニ弁当やスーパーの惣菜、あるいはお菓子などで食事を済ませていると、どうしてもビタミンＣやビタミンＢ群が不足してきます。先述した通り、副腎はホルモンを作るために、ビタミンＣやビタミンＢ群をたくさん消費するので、こうした食習慣を続けていると副腎疲労になりかねません。カップ麺に限らず、大量生産された食品の中には、食品添加物がたくさん入っているものが少なくないので、そうした観点からも、副腎に負担がかかる可能性が大きいのです。

だからといって、料理を必ず自分で作らなければと自分を追い込み、それがストレスになってしまっては意味がありません。お店を上手に利用して、心と副腎の負担にならないように、食生活のバランスをとってみてください。

揚げ物の油やマーガリンのトランス脂肪酸に注意

コンビニやデパ地下の惣菜や、飲食店で扱っている揚げ物メニューの数々……。こうした日常的に口にしがちな油の中にも、実は危険が潜んでいます。

外食産業で使われている油は、どんな種類なのかほとんどわかりませんが、安く購入できるサラダ油の可能性は高いでしょう。サラダ油とは、コーン油、紅花油、サンフラワー（ひまわり）油、大豆油などで、これらの油の主成分であるリノール酸は、多価不飽和脂肪酸のオメガ6系脂肪酸です。酸化しやすいだけでなく、からだの中に入るとアラキドン酸に変化して、炎症促進作用、血栓形成促進、アレルギー促進作用、発がん作用（乳がん、前立腺がん、大腸がんなど）等、いろいろな悪さをします。

しかも、工場やお店で使われている揚げ油は、使い回しされているのかいないのか、作ってからどれくらいの時間が経っているのかなど、私たちはほとんど知るすべがありません。

ですから、外食産業の揚げ物は、毎日のように食べるのは避けたほうがよいでしょう。できることなら、揚げ物は家庭で作り、揚げたてを熱いうちに食べるのがお勧めです。

揚げ物に使う油は、熱に強いオメガ9系脂肪酸のオレイン酸を主成分とするものがよいとされています。菜種油、オリーブ油、アボカド油などがそれにあたりますが、オリーブ油は香りに癖があり、アボカド油は高価で手に入りにくいので、菜種油が使いやすいのではないでしょうか。

そして、欧米では使用が厳しく規制されているトランス脂肪酸にも問題があります。トランス脂肪酸は、植物性の脂肪を加工して作られたもので、安くて大量生産でき、なおかつ、混ぜると食べ物が傷みにくくなるため、食品業界にとっては非常に便利な油といえます。しかし、電子顕微鏡で見るとプラスチックと同じような構造をしており、とても食品とは言いがたい代物なのです。継続して摂取すると、動脈硬化、糖尿病、肥満の原因になるとされています。

ところが、日本人は摂取量が少ないということで、いまでもマーガリンやショートニング（ファストフードの調理用油などとして利用）として販売され、スナック菓子、アイスクリーム、マヨネーズ、油揚げなどのいろいろな食品に使われています。

添加物として「トランス脂肪酸」と明記されているとわかりやすいのですが、「ファットスプレッド」「水素化油脂」「植物油脂」などと書かれていることもあるので、注意が必要です。いずれにせよ、国が規制をしない限り、完全に避けることはできないので、自分たちで極力摂取量を減らす努力をするしかありません。

ついでに、最近流行のココナッツオイルですが、主成分とされるラウリン酸などの中鎖脂肪酸がからだに貯蔵されにくくエネルギー源として利用されやすいことから、理想的な油として注目されていますが、性ホルモンを阻害する物質が含まれているとの報告もあり、常用するのは避けたほうがいいかもしれません。

なお、健康によいとされているオリーブ油にもリノール酸が含まれていますので、やはりとり過ぎには注意が必要です。

からだにいいはずの大豆が、食べ方次第で毒になる!

健康のために、大豆や大豆食品を食べることを習慣にしている女性は、少なくないようです。「大豆には女性ホルモンに似た働きをする大豆イソフラボンが含まれているから」と、更年期症状の緩和を目的に努めて食べている、という方もいらっしゃると思います。

しかし、これらが必ずしも良い習慣ではないといったら、みなさん、驚かれるのではないでしょうか。

まず、大豆イソフラボンについてですが、これ自体が女性ホルモンに似た働きをするわけではありません。大豆イソフラボンが腸内に入ると、ある腸内細菌によって代謝され、エクオールという成分を生産します。これが、エストロゲンに似た働きをするのです。ですから、エストロゲン優勢状態の女性の場合、あまり大量に大豆をとると、余計調子が悪くなってしまうケースがあります。

ちなみに、大豆イソフラボンからエクオールを作る腸内細菌は、持っている人と持っていない人がいるので、持っていない人はいくら大豆を食べてもエクオールは作られません。古来から大豆製品を食べてきた日本人の場合、5～6割の人はこの腸内細菌を持っているのですが、最近の若い人は持っていない人も増えているようです。

もうひとつ、意外と知られていないのが、大豆に含まれている「植物性化学物質」の問題です。植物性化学物質とは、植物が有している人体に有害な物質で、大豆には、フィチン酸塩、酵素阻害物質、ゲニステインなどが含まれています。これらはもともと大豆が繁殖できるよう、動物から身を守るために備わっているものなのですが、私たちのからだに入ると、悪影響を及ぼします。

フィチン酸塩は、亜鉛、銅、鉄、マグネシウムといったミネラルと親和性が高く、消化管の中でこれらのミネラルとくっつき、腸からの吸収を妨げます。また、このフィチン酸は米ぬかにも含まれるため、毎日玄米ばかり食べるのも要注意です。

酵素阻害物質は、アミラーゼやリパーゼ、プロテアーゼといった消化酵素の作用を妨害するため、炭水化物やたんぱく質の消化を妨げ、お腹の不調を引き起こします。

そしてゲニステインは、実は、あの、大豆イソフラボンのことです。大豆のとり過ぎでエストロゲン過剰状態になると甲状腺ホルモンの生成が遮断され、甲状腺機能の低下を招くことがあるので、やはり注意が必要なのです。

ここまで読んで、みなさんは「じゃあ、納豆がからだに良いというのはウソだったの？」と疑問に思われるでしょう。

安心してください。納豆がからだに良いというのは、決してウソではありません。大豆の悪影響を引き起こす植物性化学物質は、発酵することで壊れるからです。つまり、納豆、豆腐、味噌、醤油といった発酵食品を食べるぶんには、からだに悪影響はなく、むしろ良質なたんぱく質源として、若さを支える源になってくれるのです。

大豆を食べるなら、発酵している食品を中心に選び、煮豆や枝豆などは、食べ過ぎないようにする——これが、若さと健康を保つ、大豆の食べ方のポイントです。

薬はできるだけ飲まないほうがいい

ある程度の年齢を過ぎると、多くの人がさまざまな薬を常飲することになりがちです。もちろん、本当に薬が必要なときはしっかり飲むべきですが、薬である以上、副作用はつきものなので、できるだけ飲まないに越したことはありません。

たとえば、抗うつ剤には、ＤＨＥＡの分泌を減少させる副作用があります。そのため、副腎疲労からくるうつ状態の患者さんが飲み続けていると、うつが良くなるどころか、副腎疲労がいっそうひどくなるケースがあるのです。

また、不整脈の薬であるアミオダロンは、甲状腺がヨウ素をとり込むのを阻害する副作用があり、甲状腺機能に悪影響を及ぼしかねません。以上は、ほんの一例です。

薬の中でも、特に女性にとって深刻な副作用が問題視されているのが、避妊目的などで使用される、一般に「ピル」と呼ばれている薬です。これらはいわゆるホルモン剤の一種で、人口的に作られた合成プロゲステロン（プロゲスチン）や、合成エストロゲン成分を含んでいる、副作用の危険が非常に高いものです。

平成25年、日本国内で、低用量ピルが原因と考えられる静脈血栓症による死亡例が3例報告されました。そのため、肥満者、喫煙者、40歳以上の女性等、血栓症などの副作用を引き起こすリスクが高い人への投与は慎重に行う必要があるなど、使用に関して注意喚起されるようになりました。

ピルの副作用は、ほかにも、がん（乳がん、子宮頸がん、子宮内膜がん、卵巣がん、甲状腺がん、肝臓がんなど）、脳梗塞や脳出血、片頭痛、高血圧、うつ、不眠、アレルギー疾患、感染症、肝斑《かんぱん》、炎症性腸疾患、体内の活性酸素の増加など、海外ではたくさん報告されています。病気のためにどうしてもピルの服用が必要な場合もありますが、単に避妊目的の場合などは、ほかの方法を利用されることを強くお勧めします。

ただし、いずれの薬も、勝手に薬を減らしたりやめたりするのは危険です。まずは主治医とよく相談することからはじめてみてください。

結婚していても老ける人、独身でも老けない人

ほどんどの人が家庭を持ち、子どもを作ったのは、もはやひと昔前。最近では、一生独身で過ごす女性も増えてきました。

独身の人は寿命が短いというデータもあるようですが、実際のところは、当然、人によります。独身でも既婚でも、老けない人はいつまでも若々しく元気ですし、老ける人はどんどん老けてしまいます。

ただし、その主な要因は、それぞれに違います。

まず、独身の方の場合ですが、休みの日も活発に外出する人、人と会うのが好きな人、友達や恋人が近くにいる人は、特に心配することはないと思います。

女性の場合、出産経験があるほうが乳がんや子宮がんになる確率は低くなりますが、

定期的な検診などは受けたほうがよいとは思います。それ以外は、普通に健康に注意して暮らしていれば、見た目もからだも特別老けやすいということはないはずです。

心配なのは、外出や人付き合いがあまり好きではない方です。若さの源であるDHEAの分泌は、ときめきで増えます。仕事以外はほとんど家にこもっていたり、毎日同じことの繰り返しになってしまうと、DHEAが低下して老けてしまう可能性があります。見かけが老けてくると、外へ出るのが余計面倒になってしまうので、積極的な外出を心がけてみてください。

結婚している方の場合、家庭が円満であれば問題ありませんが、夫婦関係が不仲だったり、親子や家族関係、経済面などで大きなストレスを抱えている場合は、少々心配です。何度もふれてきた通り、心とからだを老けさせる最大の原因はストレスです。本来、ストレスの癒しの場となるべき家庭にストレスが多いと、副腎が疲れ果て、全身が老け込んでしまう可能性があるからです。

家庭内の問題はそう簡単に解決できないかもしれませんが、せめて趣味やヨガ、瞑想、スポーツなどでストレスを発散できる場を確保し、若さと元気を保ってください。

誘われると断れない…、副腎のためにも〝お付き合い〟はほどほどに

仕事、ご近所、ＰＴＡ、趣味や親戚の集まりなど、30～50代の女性は、日々、お付き合いが必要な場がいろいろあります。そんな中で、まわりの人々といつも楽しく、あるいは、さらりと付き合っていける人は心配ないのですが、誘われると断れず、いつもまわりに合わせてしまっている人は、副腎疲労に陥っていないかちょっと心配です。

女性の場合、飲み会やランチ、外出などに誘われたとき、「あまり気が進まなくても、とても断れない」という方が少なくないようです。たとえば、職場で上司に飲みに誘われたとき、最近の若い人は平気で断ってしまいますが、それを見ると余計断れなくなって無理して参加したり、ご近所や子どもがらみのお付き合いに誘われたとき

も、本当は気が進まないけれど必ず出席したり、あるいは、あまり話の合わない友人の長電話にいつも付き合ってあげたり……。

確かに、生きている限り、ある程度「お付き合い」は必要でしょう。しかし、本当は出たくない会合や会いたくない人、話したくない人にしょっちゅう付き合っていたら、確実にストレスがたまっていきます。副腎を疲れさせ、ホルモンバランスを乱す最大の要因がストレスであることは、これまで何度も述べてきた通りです。

人が健やかな生活を送るためには、必ずリラックスタイムが必要です。仕事をしている間は、多かれ少なかれ、誰しもストレスを感じているものですから、本来、仕事以外の時間は、できるだけリラックスして副腎をいたわるべきです。

私たちが生活の中でストレスを感じる理由はいくつかありますが、大きな理由のひとつが意に沿わない人付き合いです。人に合わせることで、自分の心身を疲れさせてしまっては、元も子もありません。いわゆるお付き合いは必要最低限に抑えて、それ以外の時間は、自分が本当にしたいこと、自分が本当に会いたい人のために使いましょう。そのほうが人間関係もすっきりして、身も心も軽くなるのではないでしょうか。

恋愛や性的な行為に興味なし…。草食系男子が増えたワケ

「草食系」という言葉は、2006年の日経ビジネスの記事の中で、深澤真紀氏が使ったのがはじまりのようです。この記事の中では、草食系男子を「性行為や恋愛に積極的でなく男性としての能動性が少ない」としています。となると、草食系男子は、男性ホルモンであるテストステロンが低いのではないかと推測されます。

実際にそれを測ったドクターが、大阪の池岡クリニックの池岡清光先生で、2013年の日本医事新報に論文が掲載されていました。

この論文では、草食系男子の条件を、①女性との恋愛・性的な行為に積極性が無い、②自分を草食系だと思う、③他人から草食系といわれる、④応対が控えめで受動的、⑤声が小さい、⑥筋肉質でないとして、クリニックを受診した若年男子21名

（平均年齢30・2歳）の活性型テストステロンである遊離テストステロンを測定したところ、全員が日本人男性の同年齢の平均値以下で、そのうち4名は男性更年期の診断基準の8・5pg／mℓ以下という結果を示されていました。つまり、「草食系男子のテストステロン値は低い傾向にある」と言ってもよいと思われる結果が出たのです。

そんな草食系男子が、なぜ最近増えてきたのでしょうか。もちろん育った家庭環境の影響もあるかと思いますが、女性ホルモン様作用を有する環境ホルモンにさらされる機会が多くなったことがその一因でないかと推測されます。現代の若者たちは、幼少時から、口にするもの身につけるものなど石油化学製品から作られた環境ホルモンにあふれており、それらの蓄積が男性を草食化に向かわせているのかもしれません。

特に近年は、身だしなみに気をつかう若者が増え、男でも化粧をし、肌やネイルのケアをし、たくさんの整髪料を塗り、制汗剤や消臭剤を使うようになっています。それらの行為が、より草書系男子を増やしてしまっているのではないかと私は思います。

なお、残念ながら、「肉食系女子」に男性ホルモンのテストステロンが多いのかどうかは、まだわかっていません。こちらも興味深いところですね。

第6章

女性のアンチエイジングの最前線

女性ホルモンの乱れが気になる人は、何科を受診すればいいのか

女性の場合、ホルモンバランスが乱れると、いろいろな症状が表れます。生理不順、疲れやすい、不安感・無気力などの精神症状、集中力・記憶力の低下、肩こり、腰痛、関節のこわばり、頻尿、性欲の低下、頭痛、のぼせ、ほてり、冷え、しびれ、めまい、耳鳴り、どうき、息切れ、皮膚や粘膜の乾燥など、実にさまざまです。

そうした中でも、更年期前後の女性が病院にかかるもっとも多い症状は、実は、うつや不眠、不安感といった精神症状で、全体の約半分近くを占めています。そのため、まずは精神科へ行ってしまう人が多いようです。抗うつ剤などによる治療で改善されるならそれでもよいのですが、薬を飲んでいてもなかなか良くならない、むしろ悪くなってきたと感じるようでしたら、それ以上薬を増やす前に、一度、女性ホルモン、

副腎ホルモン、甲状腺ホルモンの状態を調べることをお勧めします。

特に女性の場合、副腎機能が低下している人は甲状腺にも異常がある人が多く、そういう人は女性ホルモンのバランスも崩れ、PMSや更年期症状に悩んでいることが少なくありません。ですから、できるだけ全体のホルモンを調べる必要があるのです。

しかし、女性ホルモンは婦人科、副腎ホルモンと甲状腺ホルモンは、内分泌科のそれぞれの専門医が診ていることが多く、全体的なホルモンバランスを診てくれる医師が少ないのが現実です。気になる方は、インターネットなどで、アンチエイジング専門など、ナチュラルホルモン補充療法を行っている病院を探して受診してください。

なお、生理不順があれば、婦人科を受診する女性も多いと思います。日本の婦人科の場合、ホルモンに関する新しい情報を常に収集している医師もいますが、未だにエストロゲン神話を信じている医師も少なくありません。実際にはエストロゲン優勢状態であるにもかかわらず、エストロゲン補充療法や低用量ピルを勧められたり、プロゲステロンでも副作用の多い人工ホルモンを処方されたりして、症状が悪化してしまうケースが見受けられます。その点には、十分に注意してください。

どんな検査があって、どうやって検査するのか

実際に、ホルモンバランスの乱れが疑われる場合、どんな検査をして対応していくのか、一例を挙げておきましょう。

まず、症状を確認した上で、血液検査を行います。健康診断などで一般的に行われている血液検査項目に、女性ホルモンと甲状腺ホルモンの項目を追加するのが基本です。ここまでは保険適用なので、自己負担額は6〜7千円くらいです。

必要に応じて、副腎の血液検査も追加しますが、こちらは保険がきかないので、2〜4千円くらいの自己負担になります。

女性ホルモンについては、測る時期が大切です。ホルモン量がピークになっている頃に測らないと、本当に低下しているのかどうかがわからないからです。そのため、

生理開始日をゼロとして、19~21日目に検査します。生理が不順な人でも、生理開始日から20日目くらいに検査するのがよいでしょう。閉経後の方はどのタイミングでも可能です。

以上の血液検査の結果があれば、ある程度、その人のホルモンの状態を推測できるし、症状を緩和する方法の目処も立ってきます。軽症の場合は、食事や習慣の指導、ビタミンの補給などで、2~3か月で改善してくると思います。

こうした血液検査をしても症状の原因がどこにあるのかつかめない方や、重症の方の場合は、さらに詳しい検査を行ったほうが、適切な治療につながります。

実は、血液検査でわかる女性ホルモン値はあくまでも目安であり、正確なところは唾液検査を行わないとわかりません。より正確な診断を望む場合は、唾液検査に対応している病院を探すとよいでしょう。ただし、ホルモン値の唾液検査は保険適用外で、しかも検体をアメリカへ送る必要があるため、時間と費用がかかります。

副腎疲労については、唾液中コルチゾール値検査、尿中コルチゾール代謝物検査をはじめ、コルチゾール値の日内変動を見る検査や、体内にどれくらいの重金属がたまっているかを調べる検査などがあります。

さらに、副腎疲労と深い関係がある腸の状態を改善するために、フードアレルギー検査や腸内細菌バランス検査などを行うこともあります。

こうした特殊検査はいずれも保険適用外で費用はいずれも3～5万円かかります。

なお、重金属については、手のひらの皮膚に光を当てるだけの簡易検査もありますが、正確なデータが少ないため、現段階ではあくまでも目安のひとつです。

私のクリニックでは、以上すべての検査に対応していますが、やはり海外に検体を送って行うような高額の検査まで希望される方は少数です。まずは、一般的な血液検査を受けることからはじめられるとよいでしょう。

食事やサプリでホルモンバランスを整えていければいいが…

残念ながら日本の病院には、食事や習慣、あるいはビタミン補充やサプリメントなどでホルモンバランスを整えて症状を改善していくという発想があまりありません。

実際には、必要なビタミンを補充することで受容体の働きが上がれば、それだけでも症状が良くなるケースは少なくないのですが、まずは薬で対応してしまうのです。しかし、薬には副作用がつきものですから、飲まないで済むなら、それにこしたことはありません。特に、副腎が疲れている場合、薬を飲むことで余計副腎に負担がかかりますから、症状はむしろ悪化してしまいます。

私のクリニックの場合、更年期障害の軽症の方や、副腎疲労が疑われる方には、できるだけ投薬は行わず、マルチビタミンやミネラルなどサプリメントの処方やビタミン補給、食事・習慣の指導で対応しています。

その際基本としているのが、オーソモレキュラー療法です。これは、主に血液検査により栄養状態を解析し、その数値から必要な栄養素を割り出して補充していくもので、からだを細胞から健康にしていく治療法です。

オーソモレキュラー療法を行うための検査ですが、健康診断やドックのデータ、症状に応じて行った保険内で行える検査からもある程度の解析は可能ですが、正確な情報を得るためには、必要な項目が含まれる保険外で行う検査をお勧めします。当院の場合は、基本的な栄養解析検査を1万円くらいで行っています。そこから栄養状態を判断して、その人に合った医療用サプリメントをアメリカから輸入してお渡ししています。ビタミンなどは日本の5～10倍濃いものです。そのためサプリメント代は保険外になり、費用は処方するサプリメントの種類や量にもよりますが、1か月分、約3千円～1万円くらいです。

これだけでも、軽い貧血が改善され元気が出たり、眠れるようになるなど、全体に体調が良くなり、気になっていた症状も少しずつ小さくなっていく方が多いです。

ホルモン療法でプロゲステロンを補充する

更年期障害をお持ちで、年齢的に卵巣機能が戻る見込みのない人の場合は、サプリメント等だけで改善するのは難しいので、ナチュラルホルモン補充療法を試されることをお勧めします。日本では、ホルモン療法というと「危険」と思う方が多いですが、人工ホルモンではなく、天然ホルモンを使えば、問題はありません。

女性ホルモンのうち、エストロゲンとプロゲステロンのどちらを補充するかについては、症状と血液検査の結果で判断しますが、更年期ではエストロゲン優勢になっている人が多いので、プロゲステロンの補充が必要な人がほとんどです。

お勧めは、天然プロゲステロンが配合されたクリームです。朝晩、からだにすり込むだけなので、胃や肝臓にも負担がかかりません。しかし、日本の天然プロゲステロンは注射と膣剤しかなく、更年期障害の諸症状に対しては保険適用外です。アメリカなどでは広く販売されていて誰でも買えるので、インターネットで取り寄せることも可能ですが、市販品と医療用のものでは品質に差があります。

また、使用法や使用量が、生理のあるなし、症状によって異なってくるので、専門医の処方を受け、指示に従って使用したほうが安全です。医療用のプロゲステロンクリームは、いろいろありますが、当院で扱っているものは1本50g入りで、2万円くらいです。だいたい1本で4~5か月分になります。

海外では一度プロゲステロンクリームを使いはじめた方は、使用量の調整を行いながら、一生使い続ける方が多いようです。いつまで使い続けるかは、その方の考え方次第ですが、定期的な検診を受けながらであれば、使い続けても特に問題ありません。

一方、エストロゲンは、ほとんどの人が年をとってもある程度は出ているので、まずプロゲステロンを補充してみて、ほてりや手足のしびれなど自律神経系の症状がとれない場合のみ、少量のエストロゲンを併用してみるとよいでしょう。

エストロゲンについては、天然エストロゲンクリームが2008年より日本でも保険適用になりました。しかしこちらは、エストロゲンのうち、エストラジオールのみが配合されているもので、過剰に使用するとがんのリスクを高めることになります。エストロゲンは、代謝するときに副産物として発がん物質を生んでしまうからです。

そうしたエストロゲン優勢状態の危険性は、最近になってようやく日本の厚生労働省にも認められ、「エストロゲンを補充する際は、必ずプロゲステロンも併用する」と、指導されるようになりました。

アメリカには、天然エストラジオールに、発がんを抑制するエストリオールを混ぜたエストロゲンクリームがあり、エストロゲンを補充するのであれば、こちらの方が、より安全です。保険適用外になりますが、扱っている医師もいるはずです。

なお、ホルモンを補充する場合は、ホルモンの合成を助けるマルチビタミン・ミネラルに加えて、悪玉エストロゲンの無毒化を助ける、DIM（ジメチルインドールメタン）、SAMe（S-アデノシルメチオニン）、NAC（N-アセチルシステイン）、グルタミン、タウリン、グリシン、クルクミン、イノシトールなどのサプリメントをプラスすると、より効果的です。

副腎疲労が原因なら、必要に応じてＤＨＥＡを処方

ＰＭＳや更年期障害を疑って受診された方でも、調べてみると、むしろ副腎疲労が疑われるケースも少なくありません。

しかし、日本では副腎疲労が病気として認められていないため、一般的に内科や精神科を受診しても、副腎疲労として対応してもらえず、症状に合わせて整腸剤や胃薬、抗うつ剤などの薬を処方されて終わってしまうことが多いと思います。

しかし、何度も述べてきた通り、副腎が疲れている場合は、薬はできるだけ使わず、食事や習慣の改善、サプリメントで対応することが大切です。

現状では副腎疲労に関する検査と治療はすべて保険適用外になってしまいますが、副腎が気になる方は、「副腎疲労外来」や「アンチエイジング外来」といった名目で、

副腎疲労の治療を行っている専門医を受診することが望ましいでしょう。

副腎疲労の最大の原因は、ストレスです。ストレスを受け続けると副腎はコルチゾールを分泌するために働きっぱなしになり、やがて疲労します。日頃からストレスが多い方の検査を行ってみると、ＤＨＥＡ値が低下していることは少なくありません。

具体的な治療法としては、たとえば当クリニックでは、まずはストレス、睡眠不足、偏った食生活、副腎に悪影響を及ぼす薬の服用など、副腎を疲れさせる要素をできるだけ排除する方法を提案し、アメリカで販売されている副腎疲労用に調合されたサプリメントを処方しています。

その上で、必要に応じてＤＨＥＡの錠剤を出すこともあります。ＤＨＥＡを補充すると、ストレスへの抵抗がつくため副腎が元気になり、エストロゲンやテストステロンといったホルモンも上がって、体調改善につながります。

ただし女性は、ＤＨＥＡを使い過ぎると、にきび、多毛といった副作用が出やすくなるので、使用量には注意が必要です。また、40歳より若い方は、特別な症状がない限り、とらないほうがよいでしょう。

ＤＨＥＡの錠剤は、アメリカでは普通に市販されていますが、日本では作られていません。アンチエイジングの専門病院なら、自分のところで医療用の錠剤を輸入して処方していると思います。自費になりますが、女性の場合、１か月分で２〜４千円くらいだと思います。

ちなみに、ＤＨＥＡは不妊治療にも役立つことで知られています。

卵胞の発育には、実は、女性ホルモンだけでなく男性ホルモンも重要であり、男性ホルモンの原料でもあるＤＨＥＡをとることで、その作用が上がることが推察されています。また、ＤＨＥＡは細胞内において、ミトコンドリアがエネルギーを作り出すときに必要なたんぱく質の働きを強める機能も持っています。そのため、ＤＨＥＡを補充することで、卵胞の発育能力が上がるのではないかと考えられるのです。実際、ＤＨＥＡの摂取で採卵数や妊娠率が増加したという研究結果が報告されています。

また、ＤＨＥＡの代謝誘導体である７－ｋｅｔｏ－ＤＨＥＡというものもありますが、これにはホルモン様効果はなく、副腎疲労に対しては効果が期待できません。主として脂肪燃焼効果が高いのでダイエット補助薬として利用されています。

女性ホルモンだけでなく、甲状腺にも問題がある場合

疲労感やうつ的傾向、月経不順、冷えなどの症状がある場合、女性ホルモンの問題だけでなく、甲状腺に問題があることが少なくありません。甲状腺ホルモンについては、甲状腺の専門病院で血液検査を行い、T4（サイロキシン）やT3（トリヨードサイロニン）、TSH（甲状腺刺激ホルモン）などを調べてもらえば、ある程度のことがわかります。検査と治療については、基本的に保険適用です。

注意していただきたいのは、「隠れ甲状腺ホルモン低下症」です。日本の病院はT4を重視する傾向にあるため、T4が正常だと「問題なし」と診断されることがあるのですが、実際には、T4が正常でも、TSHが軽度高値、T3は正常かやや低い方は、「隠れ甲状腺ホルモン低下症」の可能性があるのです。

こういう方は、Ｔ４は十分にあっても、何らかの問題により、Ｔ４を活性型のホルモンであるＴ３に変換する力が足りないため、甲状腺機能低下症の症状に悩まされています。

甲状腺機能低下症に対しては、日本では「チラージンＳ」という薬がよく処方されています。しかし、この薬にはＴ４しか入っていないので、Ｔ３への変換がうまくいっていない人は、いくら飲んでも効かないばかりか、Ｔ３と似ているけれど別物であるｒＴ３が増えてしまうことで、余計にＴ３の働きが悪くなってしまいます。

ですから、「チラージンＳ」で改善しない方は、ホルモンの分泌を促したり、Ｔ３からＴ４への変換を高めるために必要なビタミンやミネラルを補充したり、食事やストレスに気をつけたほうがよいでしょう。例を挙げると、アブラナ科の野菜のとり過ぎ、アルコールの過剰摂取、クルミや大豆の食べ過ぎなどは、Ｔ４のＴ３への変換を抑制する一因と考えられています。

なお、Ｔ３を補充できる「乾燥甲状腺末（チラージン）」という昔ながらの薬があり、また、チロナミンというＴ３のみを補充できる薬もあります。こちらは希望すれば試せるはずです。保険もききます。

アメリカではT3とT4の両方が配合された「アーマーサイロイド」「ナチュラルサイロイド」といった薬が広く使われており、そちらを扱っている病院もあると思います。ただしこちらは、自費になります。

ホルモン剤を減量したり、中止したりする際には、急に行うと思わぬ副作用が出ることがありますので、必ず担当医や専門医に相談した上で、行うようにしてください。

腸内細菌を良好な状態に保つ治療も

近年、私たちのからだの健康と老化のカギを握るポイントとして、腸内細菌に注目が集まっています。腸が悪くなってリーキーガット症候群に陥ると、からだに悪い成分が体内に入り込みやすくなりますし、お腹の調子が悪いことそのものがストレスにもなるため、副腎疲労の一因となります。

ですから、副腎を健康に保ち、全身のホルモンバランスを保つためにも、腸内細菌を良好な状態に保つことは非常に大切です。そこで、いつも便秘や下痢を繰り返す人や、副腎疲労を起こしている人には、腸内細菌を検査（腸内フローラ検査と呼ばれています）して、そのバランスを整える治療を受ける、という選択もあります。

検査はいわゆる検便なので比較的簡単で、普通2～3週間で結果が出ます。

腸内細菌は、ビフィズス菌や乳酸菌のような有用菌、ウェルシュ菌や大腸菌といった有害菌、状況次第で有用菌にも有害菌にも味方する中間菌の、大きく3種類に分けられます。そして、その理想の割合は、有用菌2割、有害菌1割、中間菌7割です。

また、細菌の種類は細かく分けると莫大な数に上り、500億とも1000億ともいわれていますが、腸の状態が良い人は、その種類も多いことがわかっています。

そのため、検査の結果を受けて、有用菌が少ない人や細菌の種類が極端に少ない人には、たとえば、10種類以上有用菌を含有する高容量の乳酸菌サプリメントなどを処方する方法がとられます。究極の治療法としては、腸内細菌のバランスが整っている人の便を肛門から移植する「便移植」という方法もあります。こちらはマスコミでも話題になったので、聞いたことがある方もいらっしゃるでしょう。

ちなみに、その人の腸内細菌は、生まれてくるときにお母さんの産道の中にある菌をもらうことで基本が決まりますが、その後の食習慣や運動の有無などによって、後天的に常に変化します。ですから、それほど問題が大きくない場合は、こうした治療を行う前に、食事や習慣に注意することで改善することも可能です。

なぜ日本でホルモン療法が広まらないのか

女性の若さと健康を保つための効果的な療法として、ホルモン補充療法は世界的に広がりを見せています。２００１年と少々古いデータですが、その普及率は、スウェーデンでは4割、アメリカでは3割、韓国でも2割を超えています。しかし日本ではわずか2パーセントにも満たない状況でした。今現在は、もう少し上がっているかもしれませんが、それでも、「ホルモン補充療法」というと、日本では未だに「危険な治療」「がんになる」と恐れられているのが現状なのです。

いったいなぜでしょうか。それは、日本のホルモン補充療法では、天然ホルモンではなく、人工ホルモンが使用されることがあるからです。

実際、ホルモン補充療法において人工のエストロゲンやプロゲステロンを使用すると、1・5倍乳がんが増えることがわかっています。実際にはもっと多いかもしれません。しかし、天然エストロゲンや天然プロゲステロンのクリームを使用する場合は、乳がんのリスクは0・9と、むしろ下がります。つまり、がん予防の観点からも、天然のホルモン剤を使うことが、日本でももっと推奨されてしかるべきなのです。

ところが、日本のマスコミは、「ホルモン補充療法でがんのリスクが上がった」と報道し、それが人工のホルモン剤であることにはあまりふれていません。このため、一般の人々の間で「ホルモンは怖い」という考えが広まってしまったのです。

現在、天然プロゲステロンは、ヤムイモ、大豆やヤシなどの植物から作られています。これを薬剤に使用すれば安全で効果も期待できるのに、なぜわざわざ化学的に人工プロゲステロンが作られているのか不思議ですが、それはおそらく、天然プロゲステロンでは特許がとれず、製薬会社の利益が上がらないからでしょう。

しかも日本では、天然プロゲステロンと人工プロゲステロンの違いについては、医師でさえ、ちゃんと認識していない人がいます。人工ホルモンの薬剤名は「プロゲスチン」なのですが、日本でよく医師が利用している薬の本には、薬の表記のところに

「プロゲスチン（プロゲステロン）」と書かれています。このため、医師によっては、プロゲスチンを天然のプロゲステロンだと思って処方しているケースもあるのです。

エストロゲンについては、近年になって、ようやく天然エストロゲンのクリームが保険適用になりました。しかし、エストロゲンは天然であっても体内で増え過ぎると代謝する際に16αOH-E1という発がん物質がたくさん作られてしまうので、いずれにせよエストロゲン優勢状態は好ましくありません。そのため、2015年より、エストロゲンクリームを使用する際は、必ずプロゲステロンと併用するように厚生労働省が指導するようになったことは、先述した通りです。

ところが、日本では天然のプロゲステロンが保険適用になっていないため、天然エストロゲンクリームに人工プロゲステロンが併用されてしまう可能性があります。これではプロゲステロンを併用しても安全とはいえません。

なおかつ、日本では、エストロゲン補充に、未だに錠剤の人工エストロゲンを使用している医療機関があります。口からとり入れた人工エストロゲンは肝臓で代謝されるため、発がん物質など、からだに悪い成分がさらにたくさんできてしまうので非常に危険です。もし使用している方は、専門医とよく相談されるべきでしょう。

繰り返しになりますが、ホルモン補充療法は、天然ホルモンを使用すれば、副作用もほとんどなく、女性の若さと健康を守る上でとても有効なものです。ぜひ、安全な天然ホルモンを扱っている病院を探してみてください。

もうひとつ、更年期を迎える女性にぜひ知っておいていただきたいのが、骨粗しょう症の薬の問題です。女性の骨粗しょう症は、女性ホルモンの低下によって加速します。そのため、日本ではエストロゲンを補充する骨粗しょう症の薬がたくさん出ています。しかし、エストロゲンは骨の消耗を抑制するホルモンなので、造骨に働くホルモンのプロゲステロンを使わないと、高い骨粗しょう症効果は期待できません。しかし、日本では骨のためにプロゲステロンを使うという発想がないのです。

そのほか、骨を壊す作用を抑える薬や造骨細胞を刺激する薬なども開発されてきていますが、こちらは副作用の心配があるため、私はお勧めできません。それよりは、プロゲステロンの力を利用したり、サプリメントなどで栄養状態を改善していったほうが、安全で効果的な骨粗しょう症対策になると思います。

サプリ、漢方薬、ハーブを利用することもある

最後に、女性がいつまでも若々しく健康であるために役立つ治療法や、サプリメント、漢方薬、ハーブなどの情報を、いくつかまとめてご紹介しておきましょう。

◎女性用テストステロン

男性ホルモンのひとつであり、バリバリ仕事をしたい人、気力を常に高く維持したい人などにお勧めです。女性用として、男性の10分の1の濃度の安全なナチュラルホルモンクリームがアメリカにあるので、これを輸入して使用します。肌のハリを保つ、骨粗しょう症を改善する、性欲をアップするといった効果もあり、アメリカでは多くの女性が使用しています。このホルモンの効果や使用方法だけで一冊の本として出版

されるくらいです。使い過ぎると副作用があるため、本人の血中テストステロン値に合わせて、量の微調整が必要です。個人では手に入りません。アンチエイジングなどの専門医に処方してもらってください。保険適用外になります。

◎メラトニン

健やかな眠りに誘うホルモンであり、錠剤やカプセルのサプリメントがあります。海外ではすでに市販されていて、誰でも安く簡単に手に入りますが、日本では現在治験中で、まだ製造に至っていません。眠れない人、眠りが浅い人に効果を発揮するだけでなく、高い抗酸化作用があるため、健康維持と老化防止に効果がある成分として、近年、大いに注目を集めています。日本でもいずれ製造される可能性はありますが、現状では、個人輸入するか、輸入品を取り扱っている医療機関で出してもらうしかありません。医療機関で処方してもらう場合は、自費になりますが、1日1錠で2か月約4~5千円前後だと思います。なお、メラトニンは悪夢を見るという副作用が出る場合があるので、必要に応じてビタミンB6と一緒に処方してもらうとよいでしょう。

◎漢方薬

更年期症状があり、ホルモン補充療法などを希望せず、穏やかな効果を期待したい場合は、漢方薬を利用してみるのもよいでしょう。更年期症状に効果があるとされる主な漢方薬は、「当帰芍薬散《とうきしゃくやくさん》」「加味逍遙散《かみしょうようさん》」「桂枝茯苓丸《けいしぶくりょうがん》」の3つです。が、漢方薬にはそのほかにもたくさんの種類があり、症状、体質、性格などを加味して、適切なものを選択することが重要です。漢方では、「証《しょう》」といって、その人の体質を見極め、それに合わせて薬を選びます。専門医に相談の上、服用してください。効果が出るまで時間がかかるケースも多いので、少なくとも1~2か月は使用してみるのがよいでしょう。漢方薬は飲み続けても副作用の心配はほとんどありませんが、複数の漢方を服用する場合には成分が重なり、副作用が出ることもありますので、専門医の指示に従ってください。

◎ハーブ

海外では、更年期に効果があるハーブがいろいろ知られており、それらを配合したサプリメントなどもたくさん販売されていますが、日本で手に入るものは少ないようです。国内でも手に入りやすいものとしては、女性ホルモンのバランスを整える働きがあると考えられている「レッドクロバー」が有名です。マメ科シャジクソウ属の植物で、日本では、ムラサキツメクサやアカツメクサという名で知られています。西洋では、古くから、花や葉を乾燥させ、ハーブティーとして飲まれてきました。また、肉料理などにもよく使われる「ローズマリー」には、悪玉エストロゲンを下げる効果があるという報告があります。ただし、ハーブは体質に合わない人などもいますので、少量から、注意して利用したほうがよいでしょう。

◎アロマ

エストロゲン様作用やエストロゲンを誘導する効果を持つものとしては、クラリセージ、ニアウリ、フェンネル、アニス、サイプレスなどがあります。いずれもエストロゲン優勢状態の方には適さないかもしれません。使用する際には、専門書を参考にするか、アロマセラピストにお尋ねください。

本書のデータは2017年3月現在のものです。

◎参考文献

『医者も知らないホルモン・バランス』ジョン・R・リー著、今村光一訳（中央アート出版社）
『続医者も知らないホルモン・バランス』ジョン・R・リー著、今村光一訳（中央アート出版社）
『最新改訂増補版　医者も知らないホルモン・バランス』ジョン・R・リー著、今村光一訳（中央アート出版社）
『医者も知らない甲状腺異常症候群』B・O・バーンズ著、今村光一訳（中央アート出版社）
『医者も知らないアドレナル・ファティーグ』ジェームズ・L・ウィルソン著、本間良子訳、本間龍介監修（中央アート出版社）
『消化管（おなか）は泣いています～腸内フローラが体を変える、脳を活かす』内藤裕二（ダイヤモンド社）
『不自然な食べ物はいらない～お金よりも命を未来に残す』内海聡（廣済堂出版）
『なぜ牛乳は体に悪いのか』フランク・オスキー著、弓場隆訳（プレミア健康選書）
『最新版からだに効く栄養成分バイブル』中村丁次監修（主婦と生活社）
『女性の生き方を変える更年期完全ガイド―心身の健康から、ホルモン療法、ダイエットまで』C・ノースロップ著、坂本忍・工藤秀機監修、片山陽子訳（創元社）

青春新書
PLAYBOOKS
人生を自由自在に活動《プレイ》する

人生の活動源として

いま要求される新しい気運は、最も現実的な生々しい時代に吐息する大衆の活力と活動源である。

文明はすべてを合理化し、自主的精神はますます衰退に瀕し、自由は奪われようとしている今日、プレイブックスに課せられた役割と必要は広く新鮮な願いとなろう。

いわゆる知識人にもとめる書物は数多く窺うまでもない。

本刊行は、在来の観念類型を打破し、謂わば現代生活の機能に即する潤滑油として、逞しい生命を吹込もうとするものである。

われわれの現状は、埃りと騒音に紛れ、雑踏に苛まれ、あくせく追われる仕事に、日々の不安は健全な精神生活を妨げる圧迫感となり、まさに現実はストレス症状を呈している。

プレイブックスは、それらすべてのうっ積を吹きとばし、自由闊達な活動力を培養し、勇気と自信を生みだす最も楽しいシリーズたらんことを、われわれは鋭意貫かんとするものである。

―創始者のことば―　小澤和一

著者紹介

平野敦之〈ひらの あつゆき〉

ルネスクリニック院長。日本泌尿器科学会専門医、日本抗加齢医学会専門医・評議員、日本再生医療学会認定医、和歌山県立医科大学泌尿器科学非常勤講師。
和歌山県立医科大学卒業。同泌尿器科助教授、高輪メディカルクリニック副院長などを経て、現職。1997～98年米国ピッツバーグ大学メディカルセンターに留学し、移植免疫学を研究する。2003年、葉山ハートセンター内アンチエイジングセンター勤務時より、抗加齢医学の概念を取り入れ診療に取り組んでいる。

女性《じょせい》の悩《なや》みが消《き》える老《ふ》けない習慣《しゅうかん》　青春新書 PLAYBOOKS

2017年4月5日　第1刷

著　者　平《ひら》野《の》　敦《あつ》之《ゆき》

発行者　小澤源太郎

責任編集　株式会社プライム涌光

電話　編集部　03(3203)2850

発行所　東京都新宿区若松町12番1号 〒162-0056　株式会社青春出版社

電話　営業部　03(3207)1916　振替番号　00190-7-98602

印刷・図書印刷　製本・フォーネット社

ISBN978-4-413-21084-3

青春新書
PLAYBOOKS

人生を自由自在に活動する――プレイブックス

あの「売れ筋食品」には裏がある！
ホームライフ取材班［編］
お客に言えない〝おいしい〟商品表示のカラクリとは
P-1076

真面目《まじめ》がソンにならない心の習慣
植西　聰
「正直者が…」にならない人がしていることとは？人間関係とセルフイメージが良くなるコミュニケーションのヒント
P-1077

病気にならない人は何を食べているのか
森由香子
40代を境に「からだ」も「食の常識」も変わる！
P-1078

最新情報版
大学生が狙われる50の危険
㈱三菱総合研究所
全国大学生活協同組合連合会
全国大学生協共済生活協同組合連合会
SNSトラブル、ブラックバイト、ストーカー、大地震…自分は大丈夫！――その心のスキが危ない。学生と親のための安心マニュアル
P-1079